藏書

珍藏版

中醫四大名著

于丈文 主编

叁

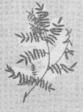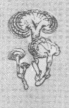

辽海出版社

目　录

伤寒杂病论

伤寒杂病论

第1章 辨太阳病脉证并治

太阳之为病，脉浮①，头项强痛②而恶寒③。（1）

【注解】

①浮：脉象浅表，轻按即得，主表证。

②头项强痛：头部与项部僵硬疼痛，有拘紧感。项，是颈的后部；强（jiāng），僵硬，不柔和。

③恶寒：厌恶寒冷。恶（wù），憎恨、讨厌之意。

【解读】

太阳为六经之首，主表而统营卫，为一身之外藩，外邪侵袭伤人太阳首当其冲。太阳病的基本证候特征，是脉象浮、头痛、项部拘急不舒、恶寒。

太阳之为病脉浮，言风寒在表，表阳受邪，正邪相争于表，故脉应之而浮。头项强痛，指头痛连及项部牵强疼痛，头项者，为太阳经脉循行所过，太阳经脉受邪，气血运行不畅，经脉不利，故头项强痛。头为诸阳之会，少阳并阳明病也会出现头痛，但是没有项强，这可从疼痛的部位上来作出鉴别。

恶寒即厌恶寒冷，因卫阳被外邪所遏，所以感觉厌恶寒冷。临床所见背部恶寒怕冷较著，且以午后为最，是太阳之气被寒邪所伤，午后阴寒得盛之故。恶寒俗称怕冷，大多释恶为怕，实际厌恶与惧怕的含义有别，是不能等同的。恶寒应包括恶风在内，恶寒者必然恶风，恶风是当风始恶，不当风则无感觉，所以恶寒与恶风，只是程度的轻重不同罢了。恶寒是太阳表症必见的症状，而且贯穿在太阳病的始终，因此，前人有"有一分恶寒未罢，即有一分表邪未颈的说法。

但也不是绝对的，还应辨证地看待。太阳病恶寒，往往与发热并见，本条未提发热，因为卫阳被郁，尚未伸展，可以暂时不见发热，卫阳伸展之后，必然伴有发热。恶寒与发热相较，恶寒尤为紧要，所以强调恶寒而未提发热。

太阳病，发热，汗出，恶风^①，脉缓^②者，名为中风^③。（2）

【注解】

①恶风：风吹到身上不舒服，恶寒之轻者。

②脉缓：与紧脉相对而言，脉象宽柔和缓，非怠慢迟缓之意。

③中风：中医证候名，以"发热，汗出，恶风，脉缓"为主要临床表现，是外感病邪所引起的一种太阳表虚证，与内伤杂病的中风病不同。中（zhòng），感受。

【解读】

本条前有"太阳病"三字，即包含有第 1 条"脉浮，头项强痛而恶寒"的脉证，也就是在太阳病提纲证的基础上又见有"发热、汗出、恶风、脉缓"，是为太阳"中风"证。本证系因风寒袭表、营卫失调所致。

由于风寒侵袭而风邪偏盛，风邪伤卫，卫阳浮盛于外，与邪气交争，故发热；风性疏泄且伤于卫阳，使卫外失固，营不内守，营阴外泄，故见汗出；汗出肌腠疏松，不胜风袭，故云恶风，结合提纲证，实则是恶风寒；又因汗出，营阴外泄，故脉搏松弛宽缓而呈柔和之象。

《灵枢·邪气脏腑病形》描述："脉缓者，尺之皮肤亦缓。"张介宾释之曰："缓者，缓纵之状。"均有松软柔和之意。再者，此处的脉"缓"是与第 3 条的脉

"紧"相比较而言的。第3条"脉阴阳俱紧",紧若弓弦之张,强调恶寒至甚的收引凝敛。本条之"缓",则缓如弓弦之弛,有松软柔和之象。故本证脉"缓",并非后世"迟缓"之谓。

太阳中风脉"缓",虽然是反映了局部脉象的特征,但同时也揭示了全身肌肤缓纵、腠理疏松的表象,故"汗出"与"脉缓"并见,这才符合"太阳中风表虚证"的基本病机。因此,在太阳中风表虚证的脉证中,尤以汗出、脉浮缓为特征,因为它既能确立太阳中风证"营卫不和、营弱卫强"的病机,同时又能区别于无汗、脉浮紧的太阳伤寒表实证。

由于太阳中风是以汗出、脉浮缓为特征,故后世医家习称其为太阳中风表虚证。但必须注意的是,这里所说的"表虚",却并不是真正的虚证,而仅仅是肌表腠理稍疏、卫外功能不强之意,因为这只是与第3条无汗而"脉阴阳俱紧"之伤寒表实证相对而言的。

太阳病,或已发热,或未发热,必恶寒,体痛,呕逆,脉阴阳俱紧^①者,名为伤寒^②。(3)

【注解】

①脉阴阳俱紧:寸、关、尺三部脉象都是浮紧的。

寸脉为阳，尺脉为阴，此处是指寸关尺三部脉均未有紧束、紧张之象。

②伤寒：中医证候名，以"或已发热，或未发热，必恶寒，体痛，呕逆，脉阴阳俱紧"为主要临床表现，是外感病邪所引起的一种太阳表实证，属狭义伤寒。

【解读】

本条前有"太阳病"三字，即包含有第1条"脉浮，头项强痛而恶寒"的脉证，也就是在太阳病提纲证的基础上又见有"或已发热，或未发热，必恶寒，体痛，呕逆，脉阴阳俱紧"，即为太阳"伤寒"证。这里的"伤寒"，是为狭义"伤寒"。在太阳病脉浮、头项强痛而恶寒的基础上，不论发热与否，只要见到体痛、呕逆、脉阴阳俱紧等脉证者，即为太阳伤寒证。

"必恶寒"，说明恶寒必然最早出现，因风寒之邪一旦侵袭体表，卫阳即被郁遏，故起病便有恶寒。若风寒较甚，卫阳郁闭较重，正气尚未能及时达表抗邪，则也可暂不发热。稍后，正气则会与邪气作斗争，发热也就随之表现出来。文中"或已发热，或未发热"，只说明发热有迟有早，而并非是始终没有发热，因为发热终归是要出现的。

寒邪有收引凝敛的特性，风寒之邪外闭卫阳，并使营阴郁滞，经气运行不畅，故身体疼痛，脉阴阳俱紧。脉之阴阳，柯韵伯谓指浮沉而言，陈修园谓指尺寸而言，二者可以合参。细心体察张仲景原意，应更加重视尺寸。浮沉主候表里，尺寸尤辨虚实。证之临床，太阳伤寒表实证应见尺寸之脉俱紧。紧者，如绳转索，为寒气凝滞、正气欲伸不得之象。

太阳中风表虚证的病理特点是卫外不固、营阴外泄，故有汗出。太阳伤寒表实证的病理特点是卫阳郁闭、营阴郁滞，故应无汗。本条虽未明言，但已寓有无汗之意。因为寒邪有收引凝敛的特性，患者腠理闭塞，是不会出汗的。

证之临床，太阳中风表虚证多见于平素体质稍差、肌腠不固之人，感受风寒，容易患病，以发热、汗出、恶风、脉缓为主症。太阳伤寒表实证则见于平素体质壮实、腠理固密之人，需在感寒较甚的情况下才会发病，是以恶寒、发热、无汗、体痛、脉浮紧为主症。太阳中风表虚证与太阳伤寒表实证之间有体制强弱和感邪轻重的差异，在辨证方面尤以有汗与无汗为其鉴别要点。

伤寒一日①，太阳受之，脉若静②者，为不传；颇欲吐，若躁烦，脉数急③者，为传也。（4）

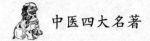

【注解】

①伤寒一日：外感病早期。伤寒，此指广义伤寒，与上条狭义伤寒有别。一日，约略之辞，指患病初期。

②脉若静：脉象变化不很大，与太阳表证相符，如伤寒脉浮紧，中风脉浮缓，无数急之象。

③脉数急：脉的速率很快。与脉静相对而言，表明脉象已经有了显著变化。

【解读】

伤寒乃言邪，太阳是言正。脉若静者，言其寒邪非盛，当可从太阳而解，故为不传。颇欲吐，躁烦者，为邪气盛，尤见躁烦辗转反侧不宁之貌，盖欲吐躁烦皆属阳明证，故为邪气内陷之预兆。脉数急者，经曰："诸数为热，诸急为寒"，寒热相持，其脉不静。邪气内扰，不能速解者，知病已有传变之象。

既然已经转化为热病，就应引起足够的警惕和重视，并应按照热病发生、发展和变化的规律来辨证论治。

伤寒二三日①，阳明、少阳证不见者，为不传也。(5)

【注解】

①伤寒三二日：一日太阳，二日阳明，三日少阳，

是《素问·热论》对疾病传变的学说，但在临床上，当以脉证为依据，不必拘泥于时日。

【解读】

本条承接上条继续讨论外感病的传变。上条言伤寒一日就有传变的可能，本条言伤寒二三日，亦有传变的可能。太阳主外，故风寒外袭，"一日"即可"受之"。少阳与阳明在里，而邪气化热传变常在二三日。若二三日传变之期，仍不见口苦、咽干、目眩的半表半里热证，也未见不恶寒、反恶热、口渴、脉大等阳明里热亢盛证，就说明病情尚未传变。病邪仍在太阳，治疗时仍可从太阳病辨证施治。

本条显然是受《素问·热论》中"伤寒一日，巨阳受之"、"二日，阳明受之"、"三日，少阳受之"的影响。病邪是否传变，既要据时间推测，更要以脉证为据。时间可供参考，脉证更为重要。

太阳病，发热而渴，不恶寒者，为温病①。若发汗已，身灼热②者，名风温③。风温为病，脉阴阳俱浮，自汗出，身重，多眠睡④，鼻息必鼾⑤，语言难出⑥。若被下者，小便不利，直视失溲⑦；若被火⑧者，微发黄色，剧则如惊痫，时瘛疭⑨，若火熏之⑩。一逆尚引日，

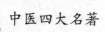

再逆⑪促命期。(6)

【注解】

①温病：外感温热之邪，以发热而渴、不恶寒为主要脉证，是太阳病中的一种证型，属于广义伤寒的范畴。

②灼热：身热显著，扪之灼手，形容发热严重。

③风温：太阳温病误用辛温发汗后的一种变证。与后世《温病学》中的风温不同。

④多眠睡：嗜睡状态，非常人之熟睡。

⑤鼾（hān）：呼吸时鼻中发出的响声。

⑥语言难出：语言不清晰，謇涩难出。

⑦失溲：大小便失禁。溲，一般指小便，但此处却是指二便失禁。

⑧被火：误用火法治疗。火，指温针、烧针、灸法、熏法、熨法等一类的治疗方法。

⑨时瘛疭：阵发性手足抽搐。瘛（chì），收缩。疭（zòng），松弛。

⑩若火熏之：如果使用火熏的方法治疗。另有医家将"若"解释为"像"，形容肤色晦暗，像火熏过一样。

⑪逆：指误治。正确的治疗为顺，误治则为逆。

【解读】

本条提出温病的主要特点是发热而渴、不恶寒，这与太阳中风、伤寒的发热、必恶风寒、口不渴等有明显的区别。温病是温热之邪所致，温为阳邪，最易伤津耗液，故起病之初，在发热的同时便有口渴。因温热之邪重在伤人阴液，故多不恶寒。

当温热之邪初袭机体时，致使卫外功能失常，亦可有短暂微恶风寒的表现。温病初起，当用辛凉解表法以清透热邪。医者切不可认为是风寒束表而使用辛温发汗剂，否则，以热助热，重伤津液，则致变证丛生。《伤寒例》中云"桂枝下咽，阳盛则毙"，示人以温治温的危险性。"若发汗已，身灼热者，名为风温"，即是此例。

风温这一变证，除津伤热盛，表现为全身高热灼手外，尚见邪热充斥于表，气血外应，脉搏寸关尺三部皆浮盛有力。阳热过盛，逼迫营阴外泄则自汗出。热伤津气，所以身重。热盛神昏，则多眠睡，鼻息如鼾，语言难出。凡此种种，均为温病误治所致的不良后果。风温本属热盛津伤之证，宜用甘寒之剂清热养阴救治，切忌苦寒泄下、火劫取汗等法，否则更是遗患无穷。

医者不察，复用下法，夺其阴液，化源枯竭，则小便短少而不利。阴津不能上荣于目，加之热扰神明，进而双目直视，转动不灵，神智昏迷，二便失去约束而自遗。如果再用火法治疗，则火热内攻，致热毒炽盛，身发黄色，重则热盛动风，发如惊痫，或时有四肢抽搐。"火气虽微，内攻有力"，一次误治，也许还能迁延时日；再次误治，就只能是加速病人的死亡了。

病有发热恶寒者，发于阳也；无热恶寒者，发于阴也。发于阳，七日愈，发于阴，六日愈，以阳数七阴数六①故也。(7)

【注解】

①阳数七阴数六：古代有"天一生水，地六成之；天二生火，地七成之"的说法。水属阴，火属阳，故以六为阴数，以七为阳数。

【解读】

本条为辨别疾病阴阳属性的总纲。疾病发生的机制是人体内阴阳失去相对平衡，出现偏盛偏衰的结果。疾病的发生和发展，关系到正邪两个方面。人体的抗病功能（正气）与致病因素（邪气）之间的相互作用、相互斗争情况，都可以用阴阳来概括说明。本条以寒热的表现来辨别外感疾病的阴阳属性。发热恶寒者，多属于阳证；无热恶寒者，多属于阴证。由于疾病的属性不同，因而愈期也有差异。

人体感受外邪之后，若正气充盛，能奋起与邪抗争，则见发热。反之，正气虚弱，无力与邪相争，则无发热。伤寒六经辨证，就是根据这个原则划分的。太阳病有发热恶寒，少阳病有往来寒热，阳明病但热不寒。三阳经病均有发热，说明正气尚旺，抗邪有力，属正盛邪实的阳证，即"发于阳"也。三阴经病通常无热恶寒，甚至肢厥蜷卧，则是阳虚阴盛、正气虚衰的表现，正是"发于阴"也。《素问·阴阳应象大论》云："善诊者，察色按脉，先别阴阳。"六经辨证虽然繁杂，但以寒热来辨别阴阳，便能执简驭繁，提纲挈领。

以寒热来辨别阴阳两大证型，这只是大体上的区分，适宜于一般情况。影响疾病的因素很多，临床的表现也千变万化。如太阳伤寒初期，可有暂"未发热"的阶段；阳明病得之一日，也有"不发热而恶寒"者。少阴阳虚阴盛也有"反发热"的假象，厥阴病可见厥热胜复。对于这些特殊情况，均须作具体分析。

"发于阳，七日愈，发于阴，六日愈"。这是对愈期的一种预测。阳数七、阴数六之说，可能是出于伏羲氏河图生成数之词。因水的成数是六，水属阴，故阴数六；火的成数是七，火属阳，故阳数七。病发于阳经，阳经之气血得以平和则愈；病发于阴经，阴经之气血得以平和则愈。这种推算方法仅供参考，尚有待进一步研究。

太阳病，头痛，至七日以上自愈者，以行其经尽①故也；若欲作再经②者，针足阳明，使经不传则愈。（8）

【注解】

①行其经尽：邪气在太阳经逐渐减退而消失，病情向愈。经，这里指太阳经。

②欲作再经：病情将要发生传经之变，此指欲传往阳明。

【解读】

太阳为病至7日以上时间，邪未内传，显示太阳表邪在本经将尽，适值正气来复之期，故有自愈的可能。木条只举头痛，以说明太阳病自愈的转机，是受《素问·热论》"七日巨阳病衰，头痛少愈"的影响，故将其他表证省略。

太阳病虽有自愈之机转，但也有正不胜邪，进一步向里发展的趋势。为防病情传变，可先安其未受邪之地，方法是针刺足阳明经穴，疏通经气，振奋胃阳，以扶正却邪，自能防止传经之变。正所谓"针足阳明，使经不传则愈"。若病不愈，有向阳明传变的征兆，可预先针足阳明，以和胃气。是因胃为卫之本，脾为营之源，针足阳明可以恢复营卫之本，"使经不传则愈"。

太阳病，欲解时，从巳至未上①。(9)

【注解】

①从巳至未上：指从巳时到未时之间的时间，相当于上午九时至下午三时。

【解读】

天之六淫，可致人病，天之明阳，可助病愈，午乃太阳中天之时，为太阳之气最盛之际，亦自然界阳气最强之时。所以"巳午未"时之前后，为阳气最盛之时，而大病久病往往日轻夜重，借助天时，其病或可自解。

风家①表解而不了了②者，十二日愈。(10)

【注解】

①风家：经常患有外感风寒的病人。

②不了了：表证已解，大部分已经消除，但仍留有

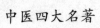

不舒适的感觉。了，完毕，结束。不了了，就是未尽了结。

【解读】

"风家"是指经常患风寒外感的人。此多体质较差，素体卫阳不足，表气不固，易患太阳病。当表邪已解，疾病向愈之时，尚有一些不舒适的感觉，这是正气未复、气血未和之故。

所以身体仍有不爽的感觉。大邪虽解，往往因正气难复，身体较长时间酸楚不适，精神不爽，即所谓"不了了"者，俟气血和顺则愈。根据外感发病的传变规律推测，此类患者病愈的日期一般不会超过两经，故曰"十二日愈"。"十二日"也只是约略之词，仅供参考，不必拘泥。

病人身大热，反欲得衣者，热在皮肤①，寒在骨髓②也；身大寒，反不欲近衣者，寒在皮肤，热在骨髓也。(11)

【注解】

①皮肤：体表。言其浅表，指在外。

②骨髓：体内。言其深层，指在里。

【解读】

病人的寒热之表象可假，但喜恶之内情必真，能较为准确地反映出疾病的真实本质。病人身大热，但却欲得衣被，这是由于机体的真阳虚衰到至极，阴寒内盛，阳气不能潜藏而浮越于外所致。因此，身大热必在体表，属外有假热，欲得衣是寒在于里，属内有真寒的"阴盛格阳证"。所谓"寒极似热"、"阴极似阳"即是此证。结合论中条文，可参考第317条："少阴病，下利清谷，里寒外热，手足厥逆，脉微欲绝，身反不恶寒，其人面色赤，或腹痛，或干呕，或咽痛，或利止，脉不出者，通脉四逆汤主之。"

病人身大寒，但却不欲得衣被，这是由于里热亢盛，气机郁遏，阳热深伏于里，不能外达于手足所致。因此，身大寒必在体表手足，属外有假寒，不欲近衣是热在于里，属内有真热的"阳盛格阴证"。所谓"热极似寒"、"阳极似阴"即是此证。结合论中条文，可参考第335条："伤寒一二日，至四五日而厥者，必发热，前热者，后必厥，厥深者，热亦深，厥微者，热亦微，厥应下之，而反发汗者，必口伤烂赤。"第350条："伤寒，脉滑而厥者，里有热，白虎汤主之。"

在临床上，较为单纯的寒、热、虚、实证候是容易分辨的。但当病情发展到严重阶段，表象与本质不相一致的情况下，则应透过寒热的表象去探求疾病的本质。"皮肤"指人体浅表部位，在这里引申为疾病的表象；"骨髓"指人体内里部位，在这里引申为疾病的本质。临床上尚需结合胸腹是否灼热、口渴与否、喜饮的冷热与多少、舌苔脉象等进行综合分析，才能去伪存真，作出准确判断。

真寒假热证，多表现为面红如妆，口干不欲饮或喜热饮，小便清长，舌质浮胖淡嫩，脉浮大虚数无根。真热假寒证，多表现为口渴喜冷饮，小便短赤，舌质红绛，脉滑数或洪大，也可见沉伏，但重按有力。

太阳中风，阳浮而阴弱①，阳浮者，热自发，阴弱者，汗自出；啬啬恶寒②，淅淅恶风③，翕翕发热④，鼻鸣⑤干呕⑥者，桂枝汤主之。（12）

桂枝汤方

桂枝三两（去皮）、芍药三两、甘草二两（炙）、生姜三两（切）、大枣十二枚（擘）。

上五味，咀⑦三味，以水七升，微火煮取三升，去滓，适寒温服一升，服已须臾⑧，啜⑨热稀粥一升余，以助药力，温覆⑩令一时许，遍身漐漐⑪微似有汗者益佳，不可令如水流漓，病必不除。若一服汗出病差，停后服，不必尽剂；若不汗，更服依前法；又不汗，后服小促其间⑫，半日许令三服尽；若病重者，一日一夜服，周时⑬观之。服一剂尽，病证犹在者，更作服；若汗不出，乃服至二三剂。禁生冷，黏滑，肉面，五辛⑭，酒酪⑮，臭恶⑯等物。

【注解】

①阳浮而阴弱：一作病机解：卫气浮盛为阳浮；营阴不足为阴弱。一作脉象解：寸部脉浮为阳，尺部脉弱为阴。也有认为：轻按即得为阳浮；重按见弱为营弱。

②啬啬恶寒：畏缩怕冷之状。啬啬，悭吝畏怯貌。

③淅淅恶风：形容恶风寒之状如凉风冷雨侵身。淅淅，细雨洒落之状。

④翕（xí）翕发热：形容发热之状如羽毛覆盖下之温和。翕翕，热势轻浅貌。

⑤鼻鸣：鼻中窒塞，气息不利而发出的鸣响。

⑥干呕：呕而无物。

⑦咀（jǔ）：用口咬碎。此处的意思是将药物碎成小块。当时利刃难觅，故用此法。

⑧须臾：很短的时间，一会儿。

⑨啜：喝。此处的意思是趁热快喝，以助发汗。方

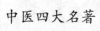

有执："大饮也。"

⑩温覆：覆盖衣被，取周身温暖，以助汗出。

⑪遍身漐（zhé）漐：全身各处都出微汗。漐漐，小雨不辍也。

⑫小促其间：稍微缩短（服药）间隔的时间。

⑬周时：一昼夜，即 24 小时。

⑭五辛：泛指有辛辣气味的食物。《本草纲目》以小蒜、大蒜、韭、芸苔、胡荽为五辛。

⑮酪：动物乳类及其制品。

⑯臭恶：有特殊气味或不良气味的食物。

【解读】

本条首先讨论太阳中风表虚证的辨证和治疗，应该与第 1 条"脉浮，头项强痛而恶寒"以及第 2 条"发热、汗出、恶风、脉缓"互参。阳浮阴弱，是太阳中风的基本病机；发热与汗出，是太阳中风的主要表现。外邪袭表，卫阳浮盛，与邪气抗争，故发热，即所谓"阳浮者热自发"；患者体质不强，卫外之力稍弱，营阴不能内守，即所谓"阴弱者汗自出"。

"阴弱"与"汗自出"反映了中风证最为突出的病机特点与证候特征，是太阳中风证与太阳伤寒证的根本区别，这也是太阳中风证又被后世医家称之为"表虚证"的原因所在。用"啬啬"形容恶寒、"淅淅"形容恶风、"翕翕"形容发热，以补充描述中风证恶风寒与发热的具体情形，说明恶风寒与发热都较为轻浅，也暗示感受的风寒之邪并不是非常严重。鼻鸣是风寒影响到肺气，肺窍不利；干呕是风寒影响到胃气，胃失和降。

上述诸证为太阳中风证的主要脉证，系外邪袭表、营卫不和、卫外不固、营阴外泄所致，用桂枝汤治疗，是最为适当的了。所谓"主之"，意思是本方对此证，准确无误，不须顾虑，可放心施用。

桂枝汤是《伤寒论》第一方。方以桂枝为主药而得名。方中桂枝味辛性温，辛能发散，温可祛寒通阳，故有解肌腠风寒外邪之功；芍药酸寒，酸能收敛，寒走营阴，故可敛阴和营。桂枝、芍药相伍，相辅相成以调和营卫。生姜辛温，助桂枝解表，且能降逆止呕；大枣味甘益中，助芍药益阴和营。炙甘草味甘性平，调和诸药，交通营卫。本方为辛温解表轻剂，以调和营卫为主，凡营卫不和之病证皆可选用。

论中对桂枝汤的煎服法叙述甚详，受到历代医家的高度重视，其中值得特别强调的是：服桂枝汤后大口喝热稀粥以助药力，并可保养胃气。加盖适量衣被，保暖取汗，以全身湿润似汗出为好。服1次药汗出病愈，可停后服；如不效，可以再进；若还不效，则缩短服药的间隔时间；半天左右服完3次；若病情严重的，可昼夜服药，并可加量到2~3剂。应注意适当忌口。

对于桂枝的去皮问题，大致有3种看法：一指不用桂皮而用桂枝，如方有执说："去皮者，非谓去其枝上之皮也，以桂之用皆皮，惟经用枝，故有去皮云耳。"一指用无皮之嫩枝，如张隐庵说："桂枝止取消尖嫩枝内外如一，若有皮者去之皮也，后仿此。"一指去除粗皮，如柯韵伯说："桂枝之去皮，去其粗皮也，正合解肌之义。"诸说可参，有助于加深理解。

对于芍药的品种问题，有用白用赤之争议，张路玉归纳之说："方中芍药，不言赤白。圣惠与节庵俱用赤，孙向与叔微俱用白。然赤白补泻不同，仲景云病发热汗出，此为营弱卫强。营虽不受邪，终非适平，是知必用白芍药也，营既弱而不能自固，岂可更以赤芍药泻之乎，虽然不可以一律论也，如太阳误下而传太阴，因而腹满时痛，则当倍白芍以补营血之虚。若夫大实痛者，必加大黄，又宜赤芍以泻实也。"

对于药物的剂量问题，虽古今用药量大小有差异，但主要是汉制小，后世制大，其折算结果尚未统一。如孙思邈认为："吴人以二两为一两，隋人以三两为一两，今则以十漆为一株,六株为一分,四分为一两,称为定。"钱天来认为:"汉之一两,即今之二钱七分也。"程知认为:"古今量度,惟汉最小,汉之一两,惟有今之三钱半强,故千金、本草以古三两为今一两。然世有古今,时有冬春,地有南北,人有强弱,大约古用一两,今用一钱足矣,宜活法通变,不必胶柱而鼓瑟,则为善法仲景者矣。"

陈修园说:"古之一两,今折为三钱,不泥于古,而亦不离于古也。"今人柯雪帆等根据史料、实物核算,并结合近代临床使用经方用量的研究,认为《伤寒论》和《金匮要略》的药物剂量应按 1 斤等于 250g,1 两等于 15.625g,1 升等于 200mg 计算。以上折算方法,可供参考,临床宜根据病情轻重,并结合国家药典的法定计量,综合确定。

太阳病,头痛发热,汗出恶风,桂枝汤主之。(13)

【注解】

①恶:即怕的意思。

【解读】

头痛者,太阳之病,发热汗出恶风者,中风证也,

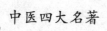

故以桂枝汤治疗，以解风邪，其病自愈。本条冠以太阳病泛指一切表证，无论中风、伤寒、已治、未治，只要见到头痛发热，汗出恶风，便是桂枝汤的适应证。所以本证属于太阳中风表虚，适用桂枝汤解肌祛风，调和营卫。

太阳病，项背强几几^①，反汗出恶风者，桂枝加葛根汤主之。（14）

葛根汤方

葛根四两、麻黄三两（去节）、芍药二两、生姜三两（切）、甘草二两（炙）、大枣十二枚（擘）、桂枝二两（去皮）。

上七味，以水一斗，先煮麻黄、葛根，减二升，去上沫，内^②诸药，煮取三升，去滓，温服一升，覆取微似汗，不须啜粥，余如桂枝法将息^③及禁忌。臣亿等谨按：仲景本论，太阳中风自汗出用桂枝，伤寒无汗用麻黄，今证云汗出恶风者，而方中有麻黄，恐非本意也。第三卷有葛根汤证，云无汗恶风，正与此方同，是合用麻黄也，此云桂枝加葛根汤，恐是桂枝中但加葛根耳。

【注解】

①项背强几几：项背拘紧不适，转动俯仰不能自

24

如。几几，形容短羽幼鸟伸颈欲飞而不能之状。南阳地区方言，读作紧紧（jǐnjǐn），亦有读作殊殊（shúshú），意思是有拘紧与固缩之感。

②内：加入。内同纳。

③将息：调理休息，即服药后护理之法。

【解读】

太阳病，项背强几几，系风寒外袭，太阳经气不舒，津液敷布不利，经脉失于濡养所致。太阳之脉起于目内眦、上额、交巅、络脑、下项、挟脊、抵腰。项背乃太阳经脉所过之部，风寒外束，太阳经气不舒，气血运行失畅，津液敷布不利，经脉失于濡养，则项背拘急，俯仰不能自如，即项背强几几。

太阳病本有头项强痛，今又连及背部，则较太阳病之头项强痛的病变范围更广，病情更为严重，以致筋脉肌肉拘急不舒。

风寒易闭遏经气，导致腠理闭塞，因此"恶寒、无汗"是常见症状。而本证却见"汗出、恶风"，属于较少发生的证候，故用一个"反"字来表示，也借以提醒本证不是一般常见的太阳伤寒表实证的项背强几几。"反汗出、恶风"既揭示了本证的病机是"卫强荣弱"，证属太阳中风表虚证兼太阳经气不舒，宜用桂枝汤加葛根来治疗，又提示本证并非腠理闭塞的伤寒表实证，故不能使用麻黄汤一类发汗力较强的方药，以免重伤津液和卫气。

本证以桂枝汤解肌祛风，调和营卫，治汗出恶风，加葛根解肌发表，以散经输之邪，又入胃生津，鼓舞胃气上行，升津液，濡养经脉，以治项背强几几。

太阳病，下之后，其气上冲①者，可与桂枝汤，方用前法②。若不上冲者，不得与之。（15）

【注解】

①其气上冲：病人自觉胸中有气上冲，是正气抗邪的一种能力。另有理解为太阳经气上冲，与邪相争。总为表证仍在之意。

②方用前法：意思是指第12条桂枝汤下的煎服法。

【解读】

太阳病误下后，每致表邪内陷，发生变证。对此，不能再用汗法解表，应随其变证而施治。

太阳病误下后，也可能不发生变证。即虽误下，由于人体正气未衰，表邪未能内陷。对此，仍可使用汗法解表，但由于误下之后，已经损伤了正气和津液，故发汗宜缓不宜峻，桂枝汤是适用之方。

此处用其"气上冲"与"不上冲"来揭示本证的病机。其"气上冲"反映虽经误下，正气尚未受伤，邪犹在表，正气能与邪气相争，即表证仍在，病邪有外解之机，可用桂枝汤解肌发汗，调和营卫。若其气不上冲，则是误下伤正，外邪已经内陷于里，病生他变。此非表证，则不宜使用解表治法。

原文中的"方用前法"系指第12条讲述的桂枝汤煎服法与调护法。有人误认为此处指用桂枝汤并用前曾使用之下法，不仅文意失续，且与病机不符，实属臆断。

太阳病三日，已发汗，若吐若下若温针①，仍不解者②，此为坏病③，桂枝④不中与⑤之也。观其脉证，知犯何逆，随证治之。桂枝本为解肌⑥，若其人脉浮紧，发热汗不出者，不可与之也。常须识⑦此，勿令误也。（16）

【注解】

①温针：是针刺与艾灸合用的一种方法。操作时，针刺一定穴位，将艾绒缠于针柄上点燃，以使热气透入穴位。

②仍不解者：指病仍未解，非指表邪未解。

③坏病：因治疗错误而致病情发生变化，已无六经病证候可循的病证，即变证。

④桂枝：此处指桂枝汤。

⑤不中与：即不中用、不当用之意。方有执说："不中，犹言不当也。"

⑥解肌：就是解散肌表之邪，属发汗的范畴，但与开表发汗不同。尤在泾说："解肌者，解散肌表之邪，与麻黄之发汗不同。"

⑦识（zhǐ）：记住。方有执说："识，记也，记其政事谓之识。"也可理解为认识、注意。

【解读】

太阳病初期，本当用发汗之法治疗，但也需辨别表虚、表实，选择适宜的方剂，并注意药物的用量和用法。若选方用药有误，或汗不如法，则病不除。

太阳病不当用吐、下、温针等治法，如误用了这些治法，非但太阳表证不解，而又会导致病情发生新的变化。

本条描述太阳病发汗之后，病未缓解，医家又匆忙使用催吐、攻下、温针等法杂治，致使病情发生了多种复杂的变化。如误用催吐法，既伤胃气，又损津液，易使病证化燥生热。误用攻下法，既伤中气，又损阴液，并引邪入里，促使表邪内陷。

"温针"是古代较为盛行的一种治疗方法，即针刺后在针柄上以艾火加温，使温热从穴位透入，以达到治疗之目的，多用于治疗虚寒疼痛病证，而不适用于温热病或表证，误用则助热生火，促使病情向火热方面转化，甚至形成火逆重证。论中将此各种恶化了的病证统称为"坏病"。

几经杂治，病情已经远离原本的太阳表证，故不宜再服用桂枝汤一类的解表药剂，所以文中强调"桂枝不中与之也"。

坏病的成因复杂，变化多端，难以确立固定的治疗方法，故张仲景提出了"观其脉证，知犯何逆，随证治之"的灵活思路和救治原则。据此，对坏证要仔细观察，审慎辨证，按证立法，遣方用药，也就是后人所说的辨证论治。

从临床上看，引起坏病的因素还有许多。例如医师的言谈或行为误导了病人；患者认为自己患了不治之症；药物毒性给患者造成了伤害；自身正气不足；护理失当；感受的病邪特别严重；目前尚缺少根治的药物等，都会使病情继续恶化。"观其脉证，知犯何逆，随证治之"的原则，不仅适用于误治造成的坏病，而且对其他各种疾病也都具有普遍的指导意义。

桂枝汤的功效是解肌祛风，调和营卫，只适用于太阳中风表虚证，而对以"脉浮紧、发热、汗不出"为主要表现的太阳伤寒表实证，不仅不能发挥治疗作用，甚至会带来副作用，或导致邪气羁留不散。

太阳伤寒禁用桂枝汤的原因：一是太阳伤寒表实证病机的重心在于表闭，治宜麻黄汤辛温发汗，开泄腠理，发散寒邪，而桂枝汤中不用麻黄，则发汗之力必微，难以达到宣发腠理而开毛窍之效；二是方中使用了酸苦的芍药，有敛营止汗之弊，不利于卫闭营郁之证。故曰："不可与之也。"

如伤寒表实证误用了桂枝汤，则可使表邪郁闭更甚，甚至发生种种变证，所以仲景特别告诫医家："常须识此，勿令误也！"

若酒客①病，不可与桂枝汤，得之则呕，以酒客不喜甘②故也。（17）

【注解】

①酒客：平素嗜好饮酒的人。

②甘：甜味之品。

【解读】

平素嗜酒之人，多见胃肠湿热内蕴，一般禁用桂枝汤。因桂枝汤是辛甘温之剂，辛易生热，甘易助湿，湿热病人得辛甘温之药，可使湿热壅滞，致使胃气上逆而生呕吐。

"得之则呕"是举例说明湿热内蕴者误服桂枝汤后的变证，而其变证并非只呕吐之一种，学者当举一反三，灵活理解。

医家对"酒客病"有不同理解：有的认为是酒客患太阳中风，既内蕴湿热，又外感风邪；有的认为酒客病乃太阳中风之类证，即过度嗜酒，湿热内蕴，导致营卫气血失去和调，而见头痛、身热、汗出、恶心、呕吐等症，类似外感而实非外感。二者说法虽异，但对内蕴湿热的病机认识以及不适用桂枝汤治疗的认识则是一致的，可以互参。

喘家①作，桂枝汤加厚朴、杏子佳。(18)

桂枝加厚朴、杏子汤方

桂枝三两（去皮）、甘草二两（炙）、生姜三两（切）、芍药三两、大枣十二枚（擘）、厚朴二两（炙，去皮）、杏仁五十枚（去皮尖）。

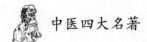

上七味，以水七升，微火煮取三升，去滓，温服一升，覆取微似汗。

【注解】

①喘家：素有喘疾的人。

【解读】

平素患有喘息宿疾者，每多正气不足，尤其肺卫气虚，较易感受外邪，感邪后又时常引发宿疾，或导致咳喘加重。"作"有乃引发、发作之意，寓示外感风寒引发宿疾，症见头痛、发热、汗出、恶风、脉浮缓、气逆而喘，治宜解肌祛风，兼以降气定喘。

用桂枝汤加厚朴、杏子，即可表里兼顾。待表解气降之后，再图根治素喘之疾。

本条句读有别，关键在"作"字上。一为"喘家作，桂枝汤加厚朴杏子佳"。一为"喘家，作桂枝汤加厚朴杏子佳"。第一种是"发作"意，指喘家由外感风寒而诱发。第二种是"制作"意，指给予桂枝汤方药。喘家本为宿疾，若不因外感诱发，则无须使用桂枝汤，宜用厚朴、杏仁等平喘之类的药物治疗。论中所有方药前均无"作"字，此处若以"制作"意理解，则似显累赘。所以，正确的句读应是"喘家作"。

诚然，因外感而发生的咳喘还有其他证型，如麻黄汤证、小青龙汤证、麻黄杏仁甘草石膏汤证等都可见有咳喘，故仍需辨证论治。此处权衡素有喘证的病人，又患新感，多见发热、汗出、恶风、脉浮缓的表虚之证兼咳喘，用桂枝汤调和营卫、解肌发汗，加厚朴、杏仁以化痰止咳、下气平喘，是为较好的选择，故用一个"佳"字评论。

凡服桂枝汤吐者，其后必吐脓血也。[①]（19）

【注解】

①凡服桂枝汤吐者，其后必吐脓血也：这句话的意思是身体内有热毒内痈的人要慎用桂枝汤。

【解读】

凡宿有热毒内痈之人，忌服桂枝汤等辛温之药，若服之则毒热更盛，往往引起坏病。若不慎用，热极则伤阳络。经络是气血运行的通道，伤则引起吐血之忧。今重申服桂枝汤吐脓血者宿疾是也。

如肺痈、胃痈等痈脓之证，在外也可表现为发热、恶寒、汗出等类似太阳中风证候，用药当审证求因，切不可错投桂枝汤，以防病情恶化，热毒腐血成脓，内痈破溃而吐脓血。

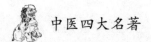

太阳病，发汗，遂漏不止①，其人恶风，小便难②，四肢微急③，难以屈伸者，桂枝加附子汤主之。(20)

桂枝加附子汤方

桂枝三两（去皮）芍药三两、甘草三两（炙）、生姜三两（切）、大枣十二枚（擘）、附子一枚（炮，去皮，破八片）。

上六味，以水七升，煮取三升，去滓，温服一升。本云桂枝汤，今加附子，将息如前法。

【注解】

①遂漏不止：于是就不间断地出汗。遂，因而，于是。漏，渗泄不止。柯韵伯说："阳气无所止息，汗出不止矣。"

②小便难：小便量少而不通畅。

③四肢微急：四肢屈伸运动受到限制，有轻微的不能自如现象。微，轻微；急，拘急，屈伸运动不能自如。

【解读】

太阳病应当发汗解表，但总宜"遍身漐漐，微似有汗者益佳，不可令如水流漓，病必不除"。遍身漐漐微似有汗，可使邪随汗解，脉静身和而愈。若发汗太过，或汗不如法，则易伤阳气。证之临床：有太阳中风表虚误用麻黄汤者，有过量饮服桂枝汤而汗出太多者，有素体阳虚而妄行汗法者，有病轻药重而汗之太过者。"阳加于阴谓之汗"汗出越多，卫阳越虚，肌腠不能固密，营阴随之外泄，伤阳损液，变证易生。

"恶风"原见于太阳中风表虚证，今复提出，表明恶风寒的程度较前为甚，乃过汗伤阳，表阳虚弱，腠理疏松，不耐风邪之故。"小便难"是因为过汗伤阳损阴，膀胱津液亏少。阳失温煦，阴失濡养，则四肢微急，难以屈伸。

此属表证未解亦兼阳虚汗漏。虽是阴阳俱伤，但其病理之根本机转是在阳虚，津伤乃是阳虚漏汗的结果。若卫阳复则表气固，汗即能止，汗止则阴液不再外泄，适量饮水，津液即可自动恢复，故用桂枝汤加附子调和营卫，复阳敛液。炮附子有温经复阳、固表止汗的作用。

太阳病，下之后，脉促①胸满者，桂枝去芍药汤主之。（21）

桂枝去芍药汤方

桂枝三两（去皮）、甘草二两（炙）、生姜三两（切）、大枣十二枚（擘）。

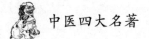

上四味，以水七升，煮取三升，去滓，温服一升。本云桂枝汤，今去芍药，将息如前法。

【注解】

①脉促：脉象较快而有力。钱天来说："脉促者，非脉来数时一止，复来之促也，即急促亦可谓之促也。"

【解读】

太阳病误下，极易伤阳损阴。"胸满"即是下药伤正，胸阳不振，表邪内陷，郁而难伸所致。"脉促"则是正气被下药所激而引起的反应，人体阳气尚能抗邪，正气能与病邪相争，说明病机向上，正气趋表，故仍主表未解。既然表证未解。又兼胸阳不振，故仍用桂枝汤加减治疗。

芍药酸苦阴柔收敛，用之碍邪，易加重胸满，故去而不用。本方解表而不留邪，通阳无碍解表，可谓通阳解表之剂。太阳病误下后，表邪内陷，见脉促胸满而表证未解者，用之颇为适宜。

若微寒①者，桂枝去芍药加附子汤主之。桂枝三两，去皮甘草二两，炙生姜三两，切大枣十二枚，擘附子一枚，炮，去皮，破八片上五味，以水七升，煮取三升，去滓，温服一升。本云桂枝汤，今去芍药加附子，将息

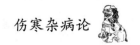

如前法。(22)

【注解】

①微寒：稍微恶寒。也有认为是脉微而恶寒。

【解读】

承上条所述之证的基础上，又见微恶寒，是误下后胸阳不振，又兼阳气不足而致。此为阳虚恶寒之象。故在桂枝去芍药汤温振胸阳的基础上，再加附子，以温经复阳。若误下后，症见脉微而恶寒，则阳伤较甚，附子当重用，或径用四逆汤，方近仲景之意。

太阳病，得之八九日，如疟状①，发热恶寒，热多寒少，其人不呕，清便欲自可②，一日二三度发。脉微缓③者，为欲愈也；脉微而恶寒者，此阴阳俱虚④，不可更发汗更下更吐也；面色反有热色⑤者，未欲解也，以其不能得小汗出，身必痒，宜桂枝麻黄各半汤。(23)

桂枝麻黄各半汤方

桂枝一两十六铢（去皮），芍药、生姜（切）、甘草（炙）、麻黄（去节）各一两，大枣四枚（擘），杏仁二十四枚（汤浸，去皮尖及两仁者）

上七味，以水五升，先煮麻黄一二沸，去上沫，内诸药，煮取一升八合，去滓，温服六合。本云桂枝汤三合，麻黄汤三合，并为六合，顿服，将息如上法。

臣亿等谨按：桂枝汤方，桂枝、芍药、生姜各三两，甘草二两，大枣十二枚。麻黄汤方，麻黄三两，桂枝二两，甘草一两，杏仁七十个。今以算法约之，二汤各取三分之一，即得桂枝一两十六铢，芍药、生姜、甘草各一两，大枣四枚，杏仁二十三个另三分枚之一，收之得二十四个，合方。详此方乃三分之一，非各半也，宜云合半汤。

【注解】

①疟状：发热恶寒呈阵发性，发无定时，好像疟疾的样子。

②清便欲自可：大小便尚属正常。清同圊。

③脉微缓：脉象已不浮紧，有渐趋于和缓之态。

④阴阳俱虚：表里皆虚。这里的阴阳指表里言。

⑤热色：发热时脸色潮红。

【解读】

太阳病日久不愈，病人发热恶寒，热多寒少，一日发作二三次，有点像疟疾的表现。这反映表邪不重，太阳抗邪之力占优势。"其人不呕"说明胃气和，饮食佳，邪气未入少阳；"清便欲自可"，指大小便基本正常，表明里气尚和，邪气未入阳明。

上述病情，可能发生的转归有 3 种：

一是病人脉见稍微和缓之象，这就反映邪气已经渐退，而阳气也已渐复，表里气趋向平和，是病情好转之兆，可不药而愈。

二是病人见"脉微而恶寒"，是太、少阳气俱虚，表、里阳气皆衰。"脉微"是少阴阳虚之象，与"恶寒"并见，表明少阴与太阳的阳气均虚衰，表邪有内传少阴之势，故云"阴阳俱虚"。表里阳虚，表邪尚在，治当温阳固本为急，可选用四逆汤之类的方药，切不可再用汗、吐、下等错误治法，以免更加伤阳损液。

三是病人见面色稍微发红、身痒等症，为太阳小邪不解、阳气郁遏不伸所致。

阳气郁遏不得宣泄，小邪稽留于皮肤不解，故见面红、身痒症状。这是因为没有及时发一点小汗的缘故，当用小发汗的方法，宜桂枝麻黄各半汤。

本症无汗，也未经发汗，小邪拂郁不解，则非单独使用桂枝汤所能解除。身痒但不疼痛，也无严重的恶风寒表现，使用麻黄汤则太过。只有二方合用，少量煎服，方切合病情。

桂枝麻黄各半汤方，是在桂枝汤、麻黄汤原剂量的基础上各取1/3量，合而同煎。本方对于邪少势微，且

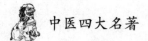

又有欲出外解之机，以面有热色、身痒为主症者最为适宜。

麻黄汤治表实无汗，桂枝汤治表虚有汗，二方合用，又小剂量服用，既能发小汗以祛邪，又不过汗伤正，是得宜活用之法。

太阳病，初服桂枝汤，反①烦不解者，先刺风池②、风府③，却与④桂枝汤则愈。(24)

【注解】

①反：反而。

②风池：足少阳胆经穴名，在脑后发际陷中，枕骨粗隆直下正中陷中。

③风府：督脉经穴名，在项后人发际1寸，在枕骨与第一颈椎之间。

④却与：然后给予。

【解读】

本条讲太阳中风症，当邪势较盛时，可先用针法以泄邪。太阳中风症，服桂枝汤，是正确的治法，照理应当得微汗而解。可是刚服药一次，反而出现心烦不安，这有两种可能，一是药不对症，病情发生内传化热的变化；二是表邪较盛，药力不够，正气驱邪之力不足，正邪相争而致烦。如属前者，必须立即更改药方，桂枝汤绝对不可续服；如属后者，则应采用针刺方法，先刺项后的风池、风府穴位，以泄经脉郁遏之邪，然后再续服桂枝汤，即可向愈。

两种病机截然相反，万一诊断错误，则后果非常严重，决不可掉以轻心。所以在辨证时必须掌握以下几点。一是桂枝症仍在，所谓不解者，是指表症未解也。二是只增一烦，别无其他热症。如果误认心烦为热，而改用清热方药，同样是错误的。从本条先用刺法来看，针刺确实可补汤药的不足，于此也可见仲景不但是博采众方，而且是博采各种治疗方法。前面已有针足阳明，使经不传的方法，此条更是开针与药并用的先河，这样的治疗思想，也应当积极发扬。

服桂枝汤，大汗出，脉洪大[①]者，与桂枝汤，如前法。若形似疟，一日再发[②]者，汗出必解，宜桂枝二麻黄一汤。(25)

桂枝二麻黄一汤

桂枝一两十七铢（去皮）、芍药一两六铢、麻黄十六铢（去节）、生姜一两六铢（切）、杏仁十六个（去皮尖）、甘草一两二铢（炙）、大枣五枚（擘）

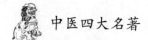

上七味，以水五升，先煮麻黄一二沸，去上沫，内诸药，煮取二升，去滓，温服一升，日再服。本云桂枝汤二分，麻黄汤一分，合为二升，分再服，今合为一方，将息如前法。

臣亿等谨按：桂枝汤方，桂枝、芍药、生姜各三两，甘草二两，大枣十二枚。麻黄汤方，麻黄三两，桂枝二两，甘草一两，杏仁七十个。今以算法约之，桂枝取十二分之五，即得桂枝、芍药、生姜各一两六铢，甘草二十铢，大枣五枚。

麻黄汤取九分之二，即得麻黄十六铢，桂枝十铢三分铢之二，收之得十一铢，甘草五铢三分铢之一，收之得六铢，杏仁十五个九分枚之四，收之得十六个。二汤所取相合，即共得桂枝一两十七铢，麻黄十六铢，芍药、生姜各一两六铢，甘草一两二铢，大枣五枚，杏仁十六个，合方。

【注解】

①脉洪大：指脉形盛大如洪水泛滥，宽洪满指，但来盛去衰。

②一日再发：一日发作 2 次。

【解读】

太阳病，服用桂枝汤发汗，应遵第 12 条方后注所嘱咐的煎服法使用，以"微似有汗者益佳，不可令如水流漓，病必不除"。如服药过量，或汗不得法，可致汗出太多，发生种种变化。

若大汗出，脉由浮缓变成洪大，是脉虽变而证未变，发热恶寒，头痛项强等症依然存在，仍可用桂枝汤解肌祛风，调和营卫，并应遵守第12条方后注所嘱咐的煎服法使用。此处的"大汗出、脉洪大"是一次过量服用桂枝汤而产生的副作用所导致，

并非阳明里热，应无烦渴、大热等症。

若"形似疟，一日再发"者，与前"如疟状，发热恶寒，热多寒少，一日二三度发"的病机相似而略轻，为太阳病发汗治疗后，余邪犹存，属太阳表郁未尽解之轻证，可用桂枝二麻黄一汤，以更小计量的辛温轻剂，微发其汗，调和营卫，兼祛微邪。

本方临床应用与桂枝麻黄各半汤略同，但病情更轻微。

服桂枝汤，大汗出后，大烦渴不解①，脉洪大者，白虎加人参汤主之。（26）

白虎加人参汤方

知母六两、石膏一斤（碎，绵裹）、甘草二两

（炙）、粳米六合、人参三两。

上五味，以水一斗，煮米熟汤成，去滓，温服一升，日三服。

【注解】

①大烦渴不解：烦是心烦，渴是口渴，大是形容烦渴之甚，不解是指病未愈。

【解读】

服桂枝汤大汗出后，表邪虽去，而伤劫津液。大烦渴不解，阳明证也，脉洪大，阳明脉也。服桂枝汤，大汗后，津液被劫，致伤胃津，口渴舌燥，烦渴不已，此邪入于阳明，非于肌表，故以白虎加人参汤，清热生律。方中石膏清热除烦，知母清肺润燥，加人参益气生津止渴，粳米、甘草调中和胃，以救服桂枝场大汗之误。

太阳病，发热恶寒，热多寒少，脉微弱者，此无阳①也，不可发汗；宜桂枝二越婢一汤。(27)

桂枝二越婢一汤方

桂枝（去皮），芍药、麻黄、甘草（炙）各十八铢，大枣四枚（擘），生姜一两二铢（切），石膏二十四铢（碎，绵裹）。

44

上七味，以水五升，煮麻黄一二沸，去上沫，内诸药，煮取二升，去滓，温服一升。本云：当裁为越婢汤、桂枝汤合之，饮一升，今合为一方，桂枝汤二分，越婢汤一分。

臣亿等谨按：桂枝汤方，桂枝、芍药、生姜各三两，甘草二两，大枣十二枚。越婢汤方，麻黄二两，生姜三两，甘草二两，石膏半斤，大枣十五枚。今以算法约之，桂枝汤取四分之一，即得桂枝、芍药、生姜各十八铢，甘草十二铢，大枣三枚。

越婢汤取八分之一，即得麻黄十八铢，生姜九铢，甘草六铢，石膏二十四铢，大枣一枚八分之七，弃之，二汤所取相舍，即共得桂枝、芍药、甘草、麻黄各十八铢，生姜一两三铢，石膏二十铢，大枣四枚，合方。旧云桂枝三，今取四分之一，即当云桂枝二也。越婢汤方见仲景杂方中，《外台秘要》一云起脾汤。

【注解】

①无阳：阳气虚弱。

【解读】

太阳病，经过多日，仍发热恶寒，且热多寒少，是太阳病表邪尚未完全解除，并有化热迹象。此外，应有轻度的心烦口渴症状。给予小剂量的桂枝二越婢一汤，以发汗解表，兼清郁热。本方为桂枝汤、越婢汤之复方，是太阳病表未解而内有热的证治，因邪气不重，正气尚旺，故仅取桂枝汤的 2/3 调和营卫，越婢汤的 1/3 辛凉清透，发泄郁热。

如果病人脉象微弱，则非阳证表现，有可能是虚寒阴证，不可使用本方发汗清热。所谓无阳，是阳虚不可发汗的互辞，也就是正气虚的意思，微弱脉是正虚不足的确据，即使有上述寒热症状，也当舍证从脉，绝对禁用汗剂，故云"不可发汗"。

本条运用的是汉文兜转法，"宜桂枝二越婢一汤"应接在"热多寒少"之后。

桂枝麻黄各半汤、桂枝二麻黄一汤、桂枝二越婢一汤，皆表证经久不愈，邪气郁滞，但有轻重之不同。由于邪郁既久，邪势已衰，既非单纯桂枝汤证，也非单纯麻黄汤证，故用麻黄桂枝二方酌量参合以治之。三方都是有发热恶寒，热多寒少。一日二三度发，其邪稍重；一日再发，其邪稍轻；发热恶寒全日无休止时，则其邪较重，但比桂枝汤、麻黄汤证为轻。桂枝二越婢一汤外散表邪，内清郁热，治太阳病表未解而内有热的发热恶寒、热多寒少、全日无休止之轻证，为微发汗而兼清里热之剂。

桂枝二麻黄一汤的发汗之力最弱，治发热恶寒、一日再发的邪在肌表之轻微证。桂枝麻黄各半汤小发汗，治发热恶寒、热多寒少、一日二三度发之太阳表郁轻证。

服桂枝汤，或下之，仍头项强痛，翕翕发热，无汗，心下满微痛，小便不利者，桂枝去桂加茯苓白术汤主之。（28）

桂枝去桂加茯苓白术汤方

芍药三两，甘草二两（炙），生姜、白术、茯苓各三两，大枣十二枚（擘）。

上六味，以水八升，煮取三升。去滓，温服一升，小便利则愈。本云，桂枝汤，今去桂枝加茯苓、白术。

【解读】

本条讲水饮阻滞似表，汗下津伤而病仍不解，治当益阴利水。本条首先回顾了已经用过的治法，接着提出头项强痛、翕翕发热、无汗、心下满微痛、小便不利等症依然存在，这就颇值得研究，从更换的主方来看，桂枝汤去桂，可以肯定治不在表，加入苓、术运脾利水，显然是旨在利水治饮。由于里有水饮阻滞，在外的阳气被遏，故发热无汗，在外的经腧不畅，故头项强痛，

"水热结胸症"可以发生项强，可做旁症。正由于里之饮邪阻滞，胃气阻塞则心下满微痛，水湿不得下行则小便不利。既然不是表症发热，自非桂枝汤所能治，而心下满微痛，更不同于肠腑燥实，用下是错误的。

所幸尚未发生其他变症。但是误用汗下，津液徒伤，致成津已伤而饮仍停的局面，饮停必须利水，津伤当兼益阴，所以用桂枝去桂加茯苓白术汤。这样的化裁，既加强了利水治饮作用，又具有益阴功能，庶利水而不伤津，水饮去则诸症自除，所以说："小便利则愈。"

伤寒，脉浮，自汗出，小便数，心烦，微恶寒，脚挛急①，反与桂枝欲攻其表，此误也。得之便厥②，咽中干，烦躁吐逆者，作甘草干姜汤与之，以复其阳；若厥愈足温者，更作芍药甘草汤与之，其脚即伸；若胃气不和，谵语③者，少与调胃承气汤；若重发汗，复加烧针者，四逆汤主之。（29）

甘草干姜汤方

甘草四两（炙）、干姜二两。

上二味，以水三升，煮取一升五合，去滓，分温再服。

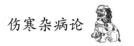

芍药甘草汤方

白芍药、甘草（炙）各四两

上二味，以水三升，煮取一升五合，去滓，分温再服。

调胃承气汤方

大黄四两（去皮，清酒洗）、甘草二两（炙）、芒硝半升。

上三味，以水三升，煮取一升，去滓，内芒硝，更上火微煮令沸，少少温服之。

四逆汤方

甘草二两（炙）、干姜一两、半附子一枚（生用，去皮，破八片）。

上三味，以水三升，煮取一升二合，去滓，分温再服。强人可大附子一枚，干姜三两。(28)

【注解】

①挛急：拘急挛缩，伸展不利。

②厥：手足逆冷。

③谵语：神志不清，胡言乱语。

【解读】

伤寒脉浮，寒邪化热。自汗出，阳泄于表。小便数，阳气复陷于里。心烦者，阴血虚也。微恶寒者，表阳虚也。脚挛急者，汗出伤津，当应止汗回阳，不可与桂枝汤攻其表。若与之，必过汗损阳，则庶。继则津液不能上承，故咽中干。心阴不足，故心烦。津液外亡，胃气不和，故吐逆。

与甘草干姜汤，甘草缓中以充液，干姜温里以回阳，服之阳可复而愿可止矣。此阳虽复而阴未复，更与芍药甘草场，以清风燥，恢复明液，故足可伸也。胃不和谵语音，阳明津液虚之故，少与调胃承气汤，芒硝咸寒以润燥，大黄苦寒以荡实，甘草甘平以和中，少与该方意在清胃燥和胃气，而不在泻下，使胃气和阳气复，而病可愈也。若用桂枝解表，更用挠针通络取汗，必亡阳，则四肢厥逆，此非甘草干姜汤所能治，故与四逆汤湿经以救逆也。

问曰：证象阳旦①，按法治之而增剧，厥逆，咽中干，两胫②拘急而谵语。师曰：言夜半手足当温，两脚当伸。后如师言，何以知此？

答曰：寸口脉浮而大，浮为风，大为虚，风则牛微热，虚则两胫挛，病形象桂枝，因加附子参其间，增桂令汗出，附子温经，亡阳故也。厥逆咽中干，烦躁，阳明内结，谵语烦乱，更饮甘草干姜汤；夜半阳气述，两

足当热，胫尚微拘急重与芍药甘草汤，尔乃胫伸；以承气汤微溏，则止其谵语，故知病可愈。(30)

【注解】

①证象阳旦：证候与阳旦汤证相似。《金匮要略·妇人产后病脉证并治》注："阳旦汤，即桂枝汤。"

②胫：小腿，从膝盖到脚跟的一段。

【解读】

本条是承接上条，以设问之法，继续讨论桂枝汤类证误用桂枝汤治疗致变之理。《金匮要略·妇人产后病脉证并治》谓："产后风续之数十日不解，头微痛，恶寒，时时有热，心下闷，干呕汗出，虽久，阳旦证续在耳，可与阳旦汤。即桂枝汤。""证象阳旦"是说上条"伤寒脉浮，自汗出"及"微恶寒"等象是阳旦汤证，"按法治之而增剧"指用桂枝汤治疗，病情非但不见好转，反而恶化增剧，出现手足厥冷、咽喉干燥、烦躁吐逆等症。

这是因为证象阳旦而实非阳旦，除"伤寒脉浮，自汗出"及"微恶寒"外，尚有"小便数，心烦"及"脚挛急"等症，非桂枝汤证而以桂枝汤治之，是以会发生变证。

"寸口脉浮而大，浮为风，大为虚，风则生微热，虚则两胫挛，病形象桂枝，因加附子参其间，增桂令汗出，附子温经，亡阳故也。厥逆咽中干，烦躁，阳明内结，谵语烦乱"，则是对变证病理机制的分析，根据寸口脉象浮大，浮为风邪，大为正虚，表有风邪故有微热，阴阳两虚，则小腿拘挛，病的情形虽像桂枝汤证，但实为虽有表邪但阴阳两虚，应当用桂枝加附子汤以温经复阳，现反而用桂枝汤并增加桂枝的用量，以致汗出多而阳气更虚，因而四肢厥冷，咽喉干燥，烦躁不安。其救治的方法，应当先用甘草干姜汤辛甘复阳。

夜半阳气来复，两脚自然转温。下肢如还微有拘挛，再用芍药甘草汤酸甘复阴，拘挛就会消失。这是先复阳、后复阴之法。如果咽喉干燥，烦躁不安，并出现言语错乱，则是阳明燥热内结，需要少与调胃承气汤，微和胃气。大便溏说明阳明燥热已除，言语错乱之证随之消失，病即痊愈。

太阳病，项背强几几，无汗恶风，葛根汤主之。(31)

葛根汤方

葛根四两、麻黄三两（去节）、桂枝二两（去皮）、生姜三两（切）、甘草二两（炙）、芍药二两、大枣十

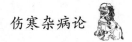

二枚（擘）。

上七味，以水一斗，先煮麻黄、葛根，减二升，去白沫，内诸药，煮取三升，去滓，温服一升，覆取微似汗，余如桂枝法将息及禁忌，诸汤皆仿此。

【解读】

文中以无汗恶风代伤寒表实诸证，是一种余证从略省文的笔法。至于恶风乃恶寒之互词，感于风寒者，一般风寒皆恶。方有执云：恶风乃恶寒之互文，风寒皆通恶，而不偏有无也。表皮证兼项背强几几，用桂枝如葛根汤，而表实证兼项背强几几，不用麻黄汤加葛根，是因为本证邪客经输，津液不布，经脉失养，不可使用峻汗法，以免过汗更伤其阴，而经咏愈失所养。

故用桂枝汤加葛根、麻黄，既可开腠散邪，又能升津舒经。方中葛根解肌散邪，生津舒筋，麻黄、桂枝散风寒，此证筋脉已失濡养，故以桂枝、芍药和营，同甘草、大枣以和其里，使开表泄汗之性不致过强。诸药合用，则表邪可解，项背强急可愈。

现代常用本方治疗流脑（风寒型）、上呼吸道感染、偏头痛、急性胃肠炎、荨麻疹、脑血栓形成早期、肩周炎等证。另外，加防风、羌活、秦艽、威灵仙、茯苓、苍术，治颈部肌肉酸痛，俯仰转侧不利；加木爪、薄

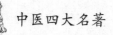

荷、钩藤，治痉病无干，口噤不语者。

太阳与阳明合病①者，必自下利，葛根汤主之。
（32）

【注解】

①合病：二经或三经的证候同时出现。

【解读】

太阳与明明合病，是太阳与阳明二经证候同时发生，恶寒、发热、脉浮是病人必具之症，同时又有"自下利"的阳明症状。下利为大肠传导失司所致，故属阳明。下利之前加上一个"自"字，说明此下利非药物治疗所致，又排除了因热迫津液下泄的可能。

其利具有水粪杂下，而无恶臭及肛门灼热的特点。且因与恶寒发热脉浮同见，说明病性属寒。是风寒外束肌表而现恶寒发热脉浮；风寒内扰阳明大肠而见下利。

不管是太阳病，还是自下利的阳明病，均是风寒外邪侵袭的结果，治疗当以解除外邪为法。葛根汤既能发汗解表，又能升津止利，切合病情，故用"葛根汤主之"。

太阳与阳明合病，不下利，但呕者，葛根加半夏汤

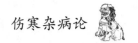

主之。（33）

葛根加半夏汤方

葛根四两、麻黄三两（去节）、甘草二两（炙）、芍药二两、桂枝二两（去皮）、生姜二两（切）、半夏半升（洗）、大枣十二枚（擘）。

上八味，以水一斗，先煮葛根、麻黄，减二升，去白沫，内诸药，煮取三升，去滓，温服一升，覆取微似汗。

【解读】

本条承接上条，继续讨论太阳与阳明合病的证治。既曰太阳与阳明合病，恶寒、发热、脉浮是为必见证候。阳明包括胃与大肠，外邪内扰于肠，可见下利；内扰于胃，胃气上逆，则见呕吐。

呕、利表现虽殊，但风寒外邪内扰阳明的基本病理则一，所以呕吐的性质属寒。治疗仍以葛根汤解外散邪，另加半夏，与生姜同用，和胃降逆止呕。

本证与葛根汤证比较，同为太阳阳明合病，前条病变位大肠，以下利为主；本证病位在胃，以呕为主。

太阳与阳明合病是表里同病的一种，在恶寒发热的同时兼见呕吐或下利，这种发病形式在临床上极为多见。严重者则呕吐与下利同时出现，可用葛根加半夏汤

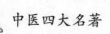

治疗。

太阳病，桂枝证，医反下之，利遂不止，脉促者，表未解也，喘而汗出者，葛根黄芩黄连汤主之。(34)

葛根黄芩黄连汤

葛根半斤、甘草二两（炙）、黄芩三两、黄连三两。

上四味，以水八升，先煮葛根，减二升，内诸药，煮取二升，去滓，分温再服。

【解读】

太阳病桂枝证，是风寒外邪侵袭肌表所致的中风表虚证，治当用桂枝汤解肌祛风，调和营卫。医生误用攻下法治疗，使外邪内陷。脉象急促，说明邪已化热。邪热下迫大肠，则下利不止；表里之邪逼迫于肺，肺失清肃则喘；热邪蒸腾，迫津外泄，故见汗出。皆因表邪化热未解，邪热内陷阳明所致，是表里俱热之证。治以葛根黄芩黄连汤清热止利，表里双解。

葛根黄芩黄连汤重用葛根，既辛凉发汗，解散表热，又升清阳，起阴气而止利。黄芩、黄连苦寒，清热燥湿止利。甘草和中缓急，调和诸药。四药合用，共奏表里双解之功，下利自止。

本方中葛根一物多用，又与黄芩、黄连配伍，其重点在于清热止利，故里热下利，不论有无表热证，均可使用。

本证与葛根汤证均为表里同病的下利，但病理性质不同。本证是外邪化热入里，热逼大肠，而葛根汤证是风寒束表，同时内犯肠腑。

太阳病，头痛，发热，身疼腰痛，骨节疼痛，恶风无汗而喘者，麻黄汤主之。（35）

麻黄汤方

麻黄三两（去节）、桂枝二两（去皮）、甘草一两（炙）、杏仁七十个（去皮尖）。

上四味，以水九升，先煮麻黄，减二升，去上沫，内诸药，煮取二升半，去滓，温服八合，覆取微似汗，不须啜粥，余如桂枝法将息。

【解读】

本条提出头痛、发热、身疼、腰痛、骨节疼痛、恶风、无汗、气喘等症状，是太阳伤寒的主要临床表现，治以麻黄汤为主方，故为"伤寒八证"或"麻黄八证"。但学习本条太阳伤寒之脉证仍须与第1条和第3条合参，即在"八证"上还应当补人头项强痛而恶寒、脉浮紧、呕逆等症状。

第3条所说的恶寒与本条所说的恶风并不矛盾，因为从病因学角度看，风寒邪气常合而为病，风多兼寒，寒亦多兼风；从临床表现看，外感病患者，常是恶风恶寒并见，只不过有程度的不同，此之恶风即是恶寒的互词。太阳伤寒证，为感受寒邪，卫阳外闭，营阴郁滞而成。因寒性凝滞收引，主痛，寒邪袭表，使卫阳闭遏、营阴凝滞，太阳经气不利，经脉筋肉拘紧，营卫气血流通不畅，不通则痛，因而产生头、身、关节等诸处疼痛；因寒为阴邪，最易伤人阳气，卫阳被伤，因此必恶寒；寒邪闭敛，营卫凝滞，腠理闭塞，玄府不通，所以无汗；正气欲奋起抗邪于外，但卫阳之气又闭郁而不得宣泄，所以发热；肺合皮毛而主表，表闭无汗，肺气失宣，故作喘。

本条论述详于证而略于脉，从第三条可知，太阳伤寒因应见浮紧之脉，且寸关尺三部均应浮紧，方属于太阳伤寒表实证。

《素问·玉机真藏论》曰："风寒客于人，使人毫毛毕直，皮肤闭而为热，当是之时，可汗而发之。"故在临床治疗时以开表发汗为大法。其治当以麻黄汤发汗解表，宣肺平喘。

麻黄汤是发汗解表之峻剂，方中麻黄开腠启闭，发汗散寒，宣肺平喘；桂枝通达卫阳，祛邪外出；杏仁降肺气，助麻黄以平喘促；炙甘草调和诸药。全方为辛温发汗峻剂，是治疗伤寒表实证的主方。因其发汗峻烈，所以服汤后不需啜热粥，只需温覆，使其微汗，不可令大汗淋漓。

太阳与阳明合病，喘而胸满者，不可下，宜麻黄汤。（36）

【解读】

太阳与阳明合病，两类病证的存在，应有太阳恶寒发热、无汗与阳明不大便等，但此处不见腹满，而见喘而胸满，说明此不大便尚未形成里实，不可早用攻下法。肺与大肠相表里，其不大便是由于外邪束表，肺气失宣，影响大肠腑气的通降所导致。

本条突出"喘而胸满"而非"腹满"，说明病证以表寒外束、肺气失宣为主，偏重太阳。所以用麻黄汤发汗解表，宣肺平喘。待表解喘平，肺气顺畅，腑气得以通降，大便自然可下。

太阳病，十日以去，脉浮细而嗜卧者，外已解也。设胸满胁痛者，与小柴胡汤。脉但浮者，与麻黄汤。

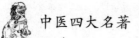

（37）

小柴胡汤方

柴胡半斤，黄芩、人参、甘草（炙）、生姜（切）各三两，大枣十二枚（擘），半夏半升（洗）

上七味，以水一斗二升，煮取六升，去滓，再煎取三升，温服一升，日三服。

【解读】

太阳病已达 10 日以上，病情可能会出现不同的转归：

脉由浮紧变为浮细。细为小脉，表示表邪衰退。嗜卧，标志着已无所苦，说明邪气将退，正气未复。脉证合参，得知表邪已解，为将愈之候。

胸胁乃少阳经脉循行之部位，胸满胁痛是少阳病主症，说明邪入少阳，枢机不利，此时脉细当为弦细，宜用小柴胡汤和解少阳。

"脉但浮"，表邪仍在太阳，仍当用麻黄汤发汗。判断疾病的转归当以脉证为依据，太阳病不必拘时日，只要表证未变，其治法用方也不变，即有是证、用是药。

本条所述太阳伤寒日久的几种变化，也只是举例而言。其中有自愈者，有传入少阳者，有表邪仍不解者。这些变化也都是邪正斗争消长的客观反应。因此，在临

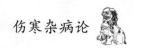

证时观察病情，既要以脉证为依据，又要考虑到邪正斗争的变化，这样才能达到扶正祛邪之目的。另外，它也体现了辨证施治的重要性。

太阳中风，脉浮紧，发热恶寒，身疼痛，不汗出而烦躁者，大青龙汤主之。若咏微弱，汗出恶风者，不可服之。服之则厥逆，筋惕肉瞤①，此为逆也。（38）

大青龙汤方麻黄六两，去节桂枝二两，去皮甘草二两，炙杏仁四十枚，去皮尖生姜三两，切大枣十枚，擘石膏如鸡子大，碎上七味，以水九升，先煮麻黄，减二升，去上沫，内诸药，煮取三升，去滓，温服一升，取微似汗。汗出多者，温粉②粉之。一服汗者，停后服。若复服，汗多亡阳，遂虚，恶风烦躁，不得眠也。

【注解】

①筋惕肉瞤（rùn）：筋肉跳动。

②温粉：扑身止汗的外用药粉。

【解读】

伤寒表实证应无烦躁，今现烦躁为内有郁热所致。

本证与麻黄汤证比较，表实无汗等外证相同，但烦躁一证则为本证所独有。通过病机分析看出，烦躁与无汗有着十分密切的联系，烦躁缘于内有郁热，无汗又使

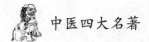

郁热不得宣泄，故（不汗出而烦躁）为本证之辨证要点。

木证虽为外寒里热，但以表寒为主，故用大青龙汤，重在解表散寒，佐以清热除烦。

方中麻黄配桂枝、生姜发散风寒，重用麻黄加强发汗作用，石膏清热除烦，且配麻黄开阳气之郁闭，使在里的邪热向外透达，另外，麻黄也可制约石膏寒凉伤中之弊，甘草、大枣补中扶正，资助汗源。本方发汗峻猛，应中病即止，另外，虚证患者禁用此方。

目前常用本方治疗急性热病初起高热者，如上呼吸道感染、流行性感冒、急性支气管炎（风寒型）、流行性脑脊髓膜炎（风寒型）等病。

伤寒，脉浮缓，身不疼，但重，乍①有轻时，无少阴证者，大青龙汤发之。（39）

大青龙汤方

麻黄六两（去节）、桂枝二两（去皮）、甘草二两（炙）、杏仁四十枚（去皮尖）、生姜三两（切）、大枣十枚（擘）、石膏如鸡子大（碎）。

上七味，以水九升，先煮麻黄，减二升，去上沫，内诸药，煮取三升，去渣，温服一升，取微似汗。汗出多者，温粉^②粉之。一服汗者，停后服。若复服，汗多亡阳遂虚，恶风，烦燥，不得眠也。

【注解】

①乍：有时。

②温粉：指外用扑身止汗的药粉。所指不详，有待查考。

【解读】

"脉浮紧，发热恶寒，身疼痛，不汗出而烦躁"，这固然是大青龙汤主治的典型证候，但由于其病机是外寒里热，邪气会逐渐化热，寒势减轻，所以身体不疼而是身重，脉由浮紧变为浮缓；邪气进退于表里之间，故而身重尚有减轻之时。邪气虽渐化热，但表寒闭塞未开，所以恶寒发热无汗烦躁应该仍然存在。此处的身重不疼，脉显浮缓之象，同样是风寒束表，卫闭营郁，邪郁化热的病理表现，仍可用大青龙汤治疗。

由于少阴阳虚阴盛，也可见身重，所以要在排除少阴病的情况下方可使用大青龙汤。少阴阳虚阴盛，必有恶寒蜷卧、手足厥冷、脉微等症，与大青龙汤证之恶寒发热、脉浮的表现有明显的差异，临证需作鉴别。

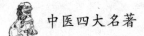

伤寒表不解，心下有水气，干呕，发热而咳，或渴，或利，或噎，或小便不利，少腹满，或喘者，小青龙汤主之。(40)

小青龙汤方

麻黄（去节），芍药、细辛、干姜、甘草（炙）、桂枝（去皮）各三两，五味子半升，半夏半升（洗）。

上八味，以水一斗，先煮麻黄，减二升，去上沫，内诸药，煮取三升，去滓，温服一升。若渴，去半夏加栝蒌根三两。若微利，去麻黄加荛花，如一鸡子，熬令赤色。若噎者，去麻黄加附子一枚炮。若小便不利，少腹满者，去麻黄加茯苓四两。若喘，去麻黄加杏仁半升，去皮尖。且荛花不治利，麻黄主喘，今此语反之，疑非仲景意。

臣亿等谨按：小青龙汤大要治水。又按《本草》，荛花下十二水，若水去，利则止也。又按《千金》形肿者，应内麻黄，乃内杏仁者，以麻黄发其阳故也，以此证之，岂非仲景意也。

【解读】

"伤寒表不解"是本病的病因病机，"心下有水气"是本病的病位所在和病理产物。若素体肺气不调，宿有寒痰水饮，复感风寒，内外合邪，极易加重病情，形成外寒内饮之证。

发热，为表不解；咳嗽干呕，示心下有水饮。咳喘是本证的重点，为水饮射肺，肺气失宣；干呕，为水饮犯胃，胃气上逆。另外，水饮内停，正津不布则口渴；水气下趋大肠则下利；水气上逆则噎阻；肺气失于肃降，膀胱失于气化，则小便不利而小腹满。

本证病位重点在于肌表与肺胃；病机重点在于外寒与内饮；病症重点在于发热与咳喘。以上各种症状的产生，皆由表寒外束、水饮内停所致，因水气动荡不居，或聚或散，故出现一系列或然证。故用小青龙汤解表化饮，表里两治。

小青龙汤由麻黄汤去杏仁加芍药、细辛、干姜、五味子、半夏而成。麻黄发汗解表，宣肺止咳平喘，并有利水之功；配桂枝通达卫阳，增强宣散寒邪的作用；芍药活血利水，干姜、细辛、半夏温散寒饮，半夏还能和胃止呕；五味子敛肺止咳平喘；甘草甘温守中，调和诸药，共奏外散表寒、内消水饮之功，为表里两治之方。但本方重点在于温散寒饮，止咳平喘，对寒饮内停所致之咳喘证，不论有无表邪，均能使用。

对于本方的加减法，疑点较多，后世颇有争议。一般可有如下理解：渴为津液不足，故去温燥之半夏，加天花粉生津止渴；下利加荛花，逐水止利；噎加附子温阳散寒；小便不利，少腹满，加茯苓渗湿利水；喘者加杏仁以降气平喘。这些或然证的产生，主要是由于水饮所致，故都去辛散之麻黄，以免耗伤肺气。

小青龙汤与大青龙汤均由麻黄汤加减衍化而来，都是表里两解之方，但小青龙汤重在温散寒饮，以治疗咳喘；而大青龙汤以发汗为主，发汗散寒兼清郁热而除烦。

伤寒，心下有水气，咳而微喘，发热不渴。服汤已，渴者，此寒去欲解也。小青龙汤主之。(41)

【解读】

本条与上条都是伤寒表不解，心下有水气，上条有"或渴"，本条讲"发热不渴"，说明"不渴"是外寒内饮的正局，正是小青龙汤的适应证，而"或渴"仅是变局。本条服药后"渴者"，是发汗之后，温化之余，上焦津液一时不能敷布之故，所以是寒饮得化的佳兆。此虽口渴但不甚，待气机恢复，水津四布，则口渴自除，故曰"此寒去欲解"也。

本条属于倒装文法，"小青龙汤主之"应接在"发热不渴"之后，再次叙述外寒内饮的证治。"伤寒，心下有水气"与上条"伤寒表不解，心下有水气"之意同。咳而微喘，发热不渴，是小青龙汤的对适应证。

太阳病，外证①未解，脉浮弱者，当以汗解，宜桂枝汤。（42）

桂枝汤方

桂枝（去皮），芍药、生姜（切）各三两，甘草二两（炙），大枣十二枚（擘）。

上五味，以水七升，去滓，温服一升，须臾啜热稀粥一升，助药力，取微汗。

【注解】

①外证：表现于外的证候。此处指的是太阳病恶寒、发热、头痛、脉浮之表证。

【解读】

太阳病，发热、恶寒、头痛等表证依然仍在，治当发汗解表。但发汗有麻黄汤与桂枝汤之异，用何方为妥？关键在于证候之不同。

"脉浮弱"揭示了辨证要点。浮主病邪在表，弱乃正气不足。虽是表证，但不耐麻黄汤峻汗，只宜桂枝汤解肌祛风，调和营卫。从"宜桂枝汤"而不言"桂枝汤主之"来看，也是斟酌选择之意。权衡利弊得失，还

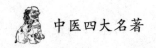

是以桂枝汤为妥。

太阳病，下之微喘者，表未解故也，桂枝加厚朴杏子汤主之。（43）

桂枝加厚朴杏子汤

桂枝三两（去皮）、甘草二两（炙）、生姜三两（切）、芍药三两、大枣十二枚（擘）、厚朴二两（炙，去皮）、杏仁五十枚（去皮尖）。

上七味，以水七升，微火煮取三升，去滓，温服一升，覆取微似汗。

【解读】

太阳病，治当发汗解表。误用攻下治疗后，表邪未得解除。在表之邪，影响肺气的肃降，出现轻度的气喘，治以桂枝加厚朴杏子汤解肌祛风，兼降气平喘。

桂枝加厚朴杏子汤即桂枝汤加厚朴、杏子。本条与18条产生气喘的原因不同，此为太阳病误下引起，彼为新感引动宿疾导致，但两者的基本病机一致，所以治疗用药相同。

太阳病，外证未解，不可下也，下之为逆，欲解外者，宜桂枝汤。（44）

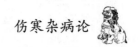

【解读】

太阳病，当表证没有解除的时候，不可过早使用攻下的方法。如果误用攻下，则易使外邪内陷，而发生多种变证。要想解除表证，宜用桂枝汤。

单纯的太阳表证，一般不可能使用下法。以理推之，此处除恶寒发热等表证外，当有"不大便"等里证的存在。表证治用汗法，里实证治以攻下。如果既有表证，又有里实的情况下，治疗当先解除表证，待表解后，里实证仍在，方可攻下。

这里重点是强调表里同病的治疗，应遵循先表后里的治疗原则。用桂枝汤解表，只是举例而言。至于本证，既然用桂枝汤治疗，自然是中风表虚。

太阳病，先发汗不解，而复下之，脉浮者不愈。浮者在外，而反下之，故令不愈。今脉浮，故在外，当须解外则愈，宜桂枝汤。(45)

【解读】

太阳病，先用发汗法，表邪不解，多为汗不得法所致。太阳表证，使用辛温发汗为正治之法，药后病证不解，或只是局部汗出，或汗出过多过少，或汗出时间过短。表证不解，发汗解表仍然是治疗的惟一途径，切不可因一汗不解，就改用攻下。攻下属于误治，多易造成外邪内陷，引起变证。

但此处脉象仍浮，表证未有变化。脉浮为邪在表，而反用下法治疗，自然不能治愈。现在脉浮，说明病仍在表，还应当用解表的方法治疗，宜用桂枝汤。脉浮是辨证要点，显示病邪尚未内陷，正气仍然能够与邪气抗争。

太阳病，脉浮紧，无汗发热，身疼痛，八九日不解，表证仍在，此当发其汗。服药已微除，其人发烦，目瞑①，剧者必衄，衄乃解。所以然者，阳气重②故也。麻黄汤主之。(46)

【注解】

①目瞑（míng）：眼睛闭合，不欲睁开。

②阳气重：指外邪束表，卫阳受其郁遏较重。

【解读】

太阳伤寒至八九日，若脉浮紧、无汗、发热、身疼痛等表证依然存在，仍当用麻黄汤发汗解表。治疗时不必拘泥日数，有是证则用是方。

服药后，轻者即能一汗而解。但在出汗之时，内郁之阳气振发，正气将伸未伸之际，有发烦、闭目不欲见物之感。待汗出邪解后，可自然消失。

阳郁较重者，服麻黄汤虽能去外闭之寒，而内郁之热则有可能随之升腾，可致衄血。衄血后，邪热随之外泄，病情即可得缓解。"所以然者，阳气重故也"，是说明机制，言衄血是表闭时久，阳热内郁过甚所致。

本条为倒装文法，"麻黄汤主之"应接在"此当发其汗"之后。

太阳病，脉浮紧，发热，身无汗，自衄者愈。(47)

【解读】

脉浮紧，发热，身无汗，是太阳伤寒表实证。服麻黄汤后，可汗解，也可衄解。但有些病人，还可自衄作解，不药而愈。其机制在于：太阳伤寒失于汗解，邪无出路，阳气不得宣泄，郁于经络，日久化热，伤于鼻中血络而成。此种鼻衄，是病理发展的后果，但由于血汗同源，衄后邪随衄出，热从衄泄，故也可以作为一个邪解得愈的机转。伤寒邪随衄解，每见于青壮年阳气有余之人，老弱病人则少见。

二阳并病①，太阳初得病时，发其汗，汗先出不彻，因转属阳明，续自微汗出，不恶寒。若太阳病证不罢者，不可下，下之为逆，如此可小发汗。设面色缘缘②正赤者，阳气怫郁在表，当解之熏之。若发汗不彻，不足言，阳气怫郁不得越，当汗不汗，其人躁烦，不知痛处，乍在腹中，乍在四肢，按之不可得，其人短气，但坐③以汗出不彻故也，更发汗则愈。何以知汗出不彻，以脉涩故知也。(48)

【注解】

①并病：一经证候未罢，又出现另一经证候。

②缘缘：持续不断。

③坐：责，因由。

【解读】

本条可分为三个层次讨论：

太阳病本当发汗，但用药不当，或病重药轻，或服药不得法，以致汗出不透，邪气化热内传，转属阳明病。阳明热盛，逼迫津液外泄而见汗出；表邪已尽，则不再恶寒。

如果太阳病证没有解除，又出现阳明病的，就成为太阳与阳明并病。太阳表证未罢，又并发阳明里实证，治应先解其表，后攻其里。太阳表证没有解除，不可用攻下之法，但阳明证已见，只可用小发汗法。过汗伤津，易助阳明燥热。如果先用攻下法，就会使表邪内陷，是错误的治疗。太阳表证未解的标志是面色缘缘正赤，乃阳气怫郁于表所致，可用熏法取汗，以达到解表之目的。

太阳病发汗，因汗出过少，使外邪不得宣泄，阳气因而怫郁在表。表闭阳郁，病人心烦躁动。"不知痛处，乍在腹中，乍在四肢，按之不可得"是形容烦躁时全身不适，无可奈何之状。由于阳郁不伸，肺气不利，所以病人短气。这些病证均因当汗不汗或汗出不彻所致，所以治疗当再发其汗。脉涩反映邪气凝滞与营卫郁遏的病机，是汗出不彻的佐证。

脉浮数者，法当汗出而愈，若下之，身重心悸者，不可发汗，当自汗出乃解。所以然者，尺中脉微，此里虚，须表里实，津液自和，便自汗出愈。(49)

【解读】

脉浮数者，为邪在表，当用汗法治疗，即可痊愈。误用攻下，则损伤正气，阳气亏虚，心无所主，而心慌跳动不安。气虚不能充实四肢，加之表邪未解，内外困顿，故身重。阳气不足，所以尺中脉微。此时虽表证仍在，也不可强发其汗，而应当用和表实里之法，使表里之气恢复而充实，津液调和，病人自然能汗出而愈。

对于本条"须表里实，津液自和"一句，后世有医家解释为不需服药，静待人体正气自复，如尤在泾"尺中脉微，为里虚不足，若更发汗，则并虚其表，里无护卫，而散亡随之矣。故必候其表里气复，津液通和，而后汗出而愈，岂可以药强迫之哉"（《伤寒贯珠集》）。但从原文来看，病已"尺中脉微"，说明里虚较甚，正气难于自复，表邪亦不能自解，若非要等待自复，则有可能延误治疗时机。如及时补虚扶正，调和营卫，则有利于疾病早日康复。桂枝新加汤和小建中汤可供选择。

脉浮紧者，法当身疼痛，宜以汗解之。假令尺中迟者，不可发汗。何以知然，以荣气不足，血少故也。（50）

【解读】

太阳伤寒表实证，脉浮紧，身疼痛，应当用麻黄汤发汗解表。"脉浮紧"应是寸关尺三部的脉象均浮紧，才是真正的太阳伤寒表实证。若尺脉迟缓，则属内有正虚，"何以知然？以营气不足，血少故也"，仲景的这一自注就是最好的说明。麻黄汤必须在气血充盈的情况下使用，才能得汗而解。

在气虚血少时强发其汗，不仅不能得汗，反而损伤正气，造成不良后果。因麻黄汤毕竟为峻汗之剂，当用于表实而里不虚者。虚人用之，每易损阳伤阴，致生它变。

脉浮者，病在表，可发汗，宜麻黄汤。(51)

【解读】

本条是以脉代证的表述法。脉浮而紧，兼见发热、恶风寒、头身痛、无汗，属于伤寒表实证者，可以使用麻黄汤辛温发汗。"可"、"宜"有斟酌选择之意。

脉浮者未必都是病在表，病在表也不一定都用麻黄汤发汗。本条文简意深，已含有症状、辨证、立法、处方等内容，需要脉证合参，全面分析，斟酌选择。

脉浮而数者，可发汗，宜麻黄汤。(52)

【解读】

脉浮而数者，常见于表热证候，但却未必都是表热证候。如果脉虽浮数，却见"未发热，必恶寒，体痛，呕逆"者，则仍属于太阳伤寒表实证，仍然可以用麻黄汤发汗解表。

麻黄汤证的脉象不一定都是阴阳俱紧，因人之体质有差异，感邪之轻重有区别，有时也可见浮数，这是正邪交争的一种反映，不可就此认定为表热或里热。麻黄汤证典型脉象为浮紧脉，但也可见浮数的脉象，由于脉证不甚典型，故不曰"麻黄汤主之"，而曰"宜麻黄汤"，言外之意，可根据病情，斟酌选择，甚或适当加减化裁。

证之临床，一些严重的风寒感冒病人，常有恶寒、发热，脉象也比正常人略快一些，但证候却依然是太阳伤寒表实证，仍然可以用麻黄汤治疗。因此，本条须与前面第1条、第3条、第35条原文的内容相参合，以利于作出正确判断。

病常自汗出者，此为荣气和，荣气和者，外不谐，以卫气不共荣气谐和故尔。以荣行脉中，卫行脉外。复发其汗，荣卫和则愈，宜桂枝汤。(53)

【解读】

自汗出的原因，为营气和，但卫气却不与之协调。因为在正常情况下，营行脉中，为卫之守，卫行脉外，为营之使，二者一内一外，一阴一阳，相互协调，相互为用，营卫和合，阴阳平衡，故为不病。若营卫尖和，则发生病变。经常有自汗出的人，是其营气虽和，但卫气却不与之协调，是营卫相离而出现了异常变化。卫气不能固护营阴，营阴失去屏障，不能内守，故而经常有自汗出。给予桂枝汤发汗解肌，调和营卫，使营卫调和，则汗出自止。

桂枝汤与玉屏风散均能治疗自汗出，但两者的病理机制不同。前者因卫气受病，腠理开合失司所致，后者是单纯的卫阳气虚而腠理不固。

病人脏无他病，时发热，自汗出而不愈者，此卫气不和也。先其时发汗则愈，宜桂枝汤。(54)

【解读】

病人脏腑虽然没有什么明显的病变，但有时发热、自汗出，而不能自愈。究其原因，是卫阳浮盛而发热，营阴不能内守而自汗出。在其发热、汗出之前，给予桂枝汤发汗解肌，调和营卫，使营卫调和，则发热、汗出自止。

所谓"先其时发汗"，是指在发热汗出之前的间歇时间，也就是尚未发热汗出的时候给药，因此时人体营卫阴阳较平衡稳定而易于调节。若正当发热汗出之时给药，则难以调整营卫之偏，甚至还有可能因汗出过多而伤害正气。

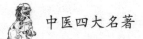

伤寒，脉浮紧，不发汗，因致衄者，麻黄汤主之。
(55)

【解读】

太阳伤寒表实证，应见有第 1 条和第 3 条的证候，这里特别强调了"脉浮紧，不发汗"，既揭示风寒郁遏、腠理闭塞严重，又提示未能及时治疗，当汗失汗，以致表闭更甚，邪气无从外泄，阳郁不能伸宣，上攻于阳络而为鼻衄。若衄后脉静身和，邪随衄解，则无须再用药物治疗；但本条却是衄血不畅，恶寒、头痛、不汗出、脉浮紧等太阳伤寒表实证依然严重。虽有少量衄血，但表邪未解，仍需要以麻黄汤开表发汗、宣散外邪。

本条的病机与 47 条基本相同，前者为邪随衄解，而本条为衄后表邪未解，故仍需麻黄汤发汗。衄后病邪能否外解，这取决与体质强弱和邪气轻重等多种因素，不可执一而论，仍需"观其脉证，知犯何逆，随证治之"。

太阳病衄后不解治用麻黄汤，必须是太阳伤寒表实证仍在，且衄血量不多，病人体质壮盛，无内热之象，方可使用。若体虚、内热、易出血者，则绝不可孟浪冒进，以免伤及正气。

本条应与 46 条、47 条合参。三条均为伤寒表实证的衄血，但病因、病机、转归有所不同。46 条是已服麻黄汤，郁阳得药力之助，正邪相争激烈，伤及血络致衄，邪随衄解。47 条是未经服药，郁阳欲伸，伤及血络致衄，邪随衄解，病即自愈。本条亦是失于发汗而致衄，但衄血之后表证未解，故仍用麻黄汤发汗解表。不难看出，对于伤寒表实证的衄血，不能一概而论，有药后作衄，有不药而衄，有衄后邪解，有衄后表证仍在。是否治疗，应根据当时的具体情况决定。

伤寒，不大便六七日，头痛有热者，与承气汤。其小便清者一云大便青，知不在里，仍在表也，当须发汗。若头痛者，必衄。宜桂枝汤。(56)

【解读】

伤寒，不大便六七日，头痛有热，既有可能属于太阳表证，亦有可能属于阳明里证，必须观察全身症状，综合分析。

若里热结实，腑气不通，胃气不降，浊热上攻，可有头痛、发热表现，并同时见有尿短色黄等里热征象，此从"其小便清者，知不在里，仍在表也"一句可以反推而知，对于本证的治疗，应当用承气汤攻其里热、泄热通腑。腑气通，浊气降，里热去，头痛即愈肺与大肠相表里，若表邪郁闭于皮毛，肺气因之不能肃降，则大肠之气不能通畅，大便亦不能排下。邪气在表，头痛有热乃为常见症状。既然里无热结，小便必然清长。本证的主要矛盾是病邪在表，治当解表发汗，可以选用桂枝汤。"宜桂枝汤"四字应接在"当须发汗"之后，此处属于倒装文法。

服用桂枝汤之后，有可能出现头痛、鼻衄的反应，这是在桂枝汤中辛温药物的促进下，郁遏之阳气得以伸张，勃发于外，宣通于上，逐邪出表，同时也有可能因之导致阳络的轻度损伤，因此出现短暂的头痛，甚或有少量的衄血。

"其小便清者，知不在里，仍在表也"，是本条审度病机出入、辨别表里内外、施用汗下治法的关键。小便清白，不可能是里热证，肯定还是表证之头痛，因表气不和，也常常会引起里气不通，甚至是不大便六七日。再者，临床上，外感表证与习惯性便秘同时并见，也是常有的情况，未必都是阳明里实，故仍然使用桂枝汤解表。

反推之，小便黄赤，则属于里热，再加上不大便六七日，是为阳明腑实热结，因热气内郁，燥热上冲，则现头痛，发热也属于里热壅盛，治当泄热通便，故与承气汤。读《伤寒论》，确实需要举一反三，触类旁通。

伤寒，发汗已解，半日许，复烦，脉浮数者，可更发汗，宜桂枝汤。(57)

【解读】

太阳伤寒表证，经发汗后，表邪已解，半天左右，病人又出现烦闷不适，脉象浮数。辨证的重点是现症烦和脉数。分析原因：有可能是余邪未尽，移时复发，也可能是病证新瘥，重感外邪，正邪交争，邪郁不解，发生烦闷。病还在表，仍然可以使用桂枝汤解表。

审度本证，烦闷之时，必并见发热、恶寒、头痛、脉浮诸证，方可使用桂枝汤解表。

烦与脉数并见，似属外邪化热人里。但细审病史，原证发汗邪解，并非误治；辨现症，病人虽脉数而仍浮，全身当无里热见证，是知证不在里，而仍在表，虽见烦闷，却非里热。

证之临床，一些风寒感冒的病人，常有恶寒、发热、烦闷不适等症状，脉象也比正常人略快一些，但证候却依然是太阳表证，仍然可以使用解表法治疗。脉浮数未必都是里热。

本证属于发汗后，太阳伤寒证已解，半天左右复现轻微表证，虽须再发汗，但因已发过汗，津气已经受到影响，肌腠疏松，阴液未济，再次用药就宜缓不宜峻，还是以桂枝汤解肌祛风、调和营卫、益阴和阳为妥。

凡病，若发汗，若吐，若下，若亡血^①，亡津液，阴阳自和者，必自愈。（58）

【注解】

①亡血：损伤阴血。

【解读】

无论什么疾病，采用发汗，或用涌吐，或用泻下的方法治疗，而致阴血损伤、津液亏耗者，如果阴阳之气能够渐趋调和的，就可自然痊愈。

汗、吐、下均为祛邪大法，本为有余之病而设，但如果使用不当，或用之太过，则损伤人体的气、血、津、液。示人治病应当药证相符，使用得当。如果邪去正衰，则不一定再用药物治疗，可以通过静养休息的方法，发挥人体自身的调节功能，使人体阴阳达到新的平衡，其病即可自愈。阴阳的相对平衡是人体健康的重要保证，借助药物或其他治疗，其目的也无非是调和阴阳，所以重视人体的"阴阳自和"，有十分重要的意义。

大下之后，复发汗，小便不利者，亡津液故也。勿治之，得小便利，必自愈。(59)

【解读】

大下之后，又用发汗，以至小便不利，是损伤了津液的缘故。不可用利小便的方法治疗，等其津液自复，小便就可通利，病即自然而愈。

本条小便不利是因汗下之后津液损伤引起，是尿源不足，而非其他排尿机制障碍所致，患者体内津液恢复，小便自然通利。若不加辨证，误用渗利方药，则津液愈伤，小便更加短少。在病邪已去，津液损伤而小便不利的情况下，机体确有通过自身调节，恢复津液的可能，适当饮用热水或米粥等，会有利于阴液的恢复。

下之后，复发汗，必振寒①，脉微细。所以然者，以内外俱虚故也。(60)

【注解】

①振寒：即振栗恶寒。

【解读】

攻下之后，已经损伤了机体的阳气和阴液，复用发汗，以攻其表，必然导致阳气阴液更伤，内外俱虚。由于全身阳虚，肌表失于温煦，故振栗而恶寒；由于阳虚

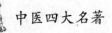

已虚，无力鼓动血脉运行，阴也不足，脉道不能充盈，故脉微细。

本条未出治法方药，综合分析，虽是先下后汗，阴阳俱伤，但从振寒脉微等脉证表现分析，显然阳虚更甚。

本条未出具体治法方药，尤在泾认为：当用甘温之剂，和之、养之，此说可供参考。治疗上应以扶阳为主，兼顾津液，轻者可用桂枝加附子汤，重者可用茯苓四逆汤。

下之后，复发汗，昼日烦躁不得眠，夜而安静，不呕，不渴，无表证，脉沉微，身无大热者，干姜附子汤主之。(61)

干姜附子汤方

干姜二两、附子一枚（生用，去皮，切八片）。

上二味，以水三升，煮取一升，去滓，顿服①。

【注解】

①顿服：指1剂药1次服完。

【解读】

攻下之后，已经损伤了机体的阳气和阴液，复用发汗，以攻其表，必然导致阳气阴液更伤，内外俱虚，已详于前条。其人昼日烦躁不得眠，是外有寒邪还是内有郁热？皆非也！张仲景在此明确指出：病人不呕、不渴、无表证。不呕是没有少阳证，不渴是没有阳明证，无表证是没有太阳证。三阳均被排除在外，剩下的就只能是阴证了。白天自然界阳气偏盛，天人相应，人体阳气尚能与阴寒相争，故其人"昼日烦躁不得眠"。

夜间自然界阴气偏盛，天人相应，人体阳气虚衰，无力与阴寒相争，故其人"夜而安静"，实际是萎靡不振，即"少阴之为病，脉微细，但欲寐也"。"身无大热"，是其人有热，但却不是阳明大热，也非太阳、少阳之热，而是阳气虚衰，阴寒内盛，虚阳已无所依附，开始脱离命门，逐渐向上向外浮越，出现里真寒、外假热的证候。这种轻微发热，是虚阳浮越于外的征象，生死已命悬于一线之间，是垂危虚脱之败象。

正因为还有身热，表明阳气尚未尽脱，仍有可救之机。在此危殆将至时刻，张仲景急忙以辛热纯阳的干姜和生附子，小剂直入，力图挽救其将脱之阳气，而无暇它顾矣。

发汗后，身疼痛，脉沉迟者，桂枝加芍药生姜各一两人参三两新加汤主之。（62）

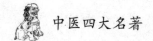

桂枝加芍药生姜各一两人参三两新加汤方

桂枝三两（去皮）、芍药四两、甘草二两（炙）、人参三两、大枣十二枚（擘）、生姜四两。

上六味，以水一斗二升，煮取三升，去滓，温服一升。本云，桂枝汤，今加芍药、生姜、人参。

【解读】

身疼痛是太阳病较力常见的证状，一般经用发汗的方法治序后，邪气随汗外解则身痛应该减轻或消除。今身痛见于发汗以后，并见脉沉迟，可知这已不是表证的身痛，而是回力发汗大过，损伤营气，经脉失于濡养的缘故。脉象沉迟为里虚不足昔气亏损，不能充盈脉道，血行无力所致。可见鉴别身痛究为表证或虎证在于发汗活身痛明减与不减，脉象的浮与沉迟上着眼分析故发汗后三字实为病变产生的根由，也是本条辩证分析的要点。

本方以桂枝汤原方为主，意在调和营卫；但因汗各营血耗损，故加重芍药用量，以和营血，加重生姜用量。以宣通阳气，加人参益气养营而补汗后之虏。本方之使用，不论有无表正，但见身疼痛，脉沉迟，而属营气不足者，均可用之。目前常用于治疗产妇外感发汗过多，半身麻痹不仁，手足拘急者；产妇遍身肌肉关节疼

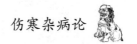

痛，头晕，失眠者；产后气阴两伤，感受外邪而致发热者。

发汗后，不可更行①桂枝汤，汗出而喘，无大热者，可与麻黄杏仁甘草石膏汤。(63)

麻黄杏仁甘草石膏汤

麻黄四两（去节）、杏仁五十枚（去皮尖）、甘草二两（炙）、石青半斤（碎，绵裹）。

上四味，以水七升，煮麻黄减二升，去上沫，内诸药，煮取二升，去滓，温服一升（本云黄耳杯②）。

【注解】

①更行：再用。行，施也，用也。

②黄耳杯：黄色鼎耳之饮食器皿。杯《千金翼》卷十作"杯"，162条原方后亦作杯。耳杯，为古代饮器，亦称羽觞，椭圆形，多为铜制，故名，实容一升。

【解读】

本条的句法当读作（发汗后，汗出而喘，无大热者，不可更行桂枝汤，可与麻黄杏仁甘草膏汤）。绝对不能误解为在发汗后就不能再用桂枝汤。因为（汗出而喘，无大热）是由于汗后表邪未尽，余热迫肺的缘故。在这种情况下不是桂枝汤所能奏效，故改用麻杏石甘汤。

本证发汗致喘，与桂枝加厚朴杏子汤不同；本证因发汗后邪气内传，热盛迫肺作喘，必伴汗出、脉数、舌红、苔黄等里热之证；后者为新感引动宿疾，肺寒气逆作喘，且伴有发热、恶风、汗出、脉浮等太阳中风表证。本证若误服桂枝加厚朴杏子汤，是以热助热，必转危证。

方中麻黄与石膏配伍，清宣肺中郁热，且石膏用量倍于麻黄，以监制麻黄辛温之性而为辛凉之用，故本证虽汗出而不忌麻黄，虽无大热而不忌石膏；杏仁宣肺降气，协同麻黄以平喘，甘草和中调和诸药，四味合用共奏清热、宣肺、平喘之功。

本方加地龙、夜交藤、葶苈子、半夏，治老年性慢性支气管炎；加连翘、银花、桔梗、贝母、桑白皮、黄芬、紫苏子，治疗支气管肺炎，加芦根、桔梗、贝母、桑白皮、黄芩、蝉蜕、浮萍，治小儿麻疹并发肺炎；加百部、饴糖、大枣、葶苈子，治百日咳。

有汗用麻黄，无大热用石膏似乎药证不符，要知用麻黄发汗，必合桂枝，其效始著，不合桂枝则但治咳喘水气，用石膏清热，必合知母，其力方伟，不合知母则但治烦渴。且方中石膏倍于麻黄，可监制麻黄的辛温之性。

发汗过多，其人叉手自冒心[1]，心下悸[2]欲得按者，桂枝甘草汤主之。(64)

桂枝甘草汤方

桂枝四两（去皮）、甘草二两（炙）。

上二味，以水三升，煮取一升，去滓，顿服。

【注解】

[1]叉手自冒心：病人双手交叉覆盖于自己的心胸部位。叉手即两手交叉，冒即覆盖之意。

[2]心下悸：指心胸部位悸动不安。

【解读】

汗为心之液，由阳气蒸化津液而成，发汗过多，则阳气外泄。心脏失去阳气的温煦，则虚无所主，故心中悸动不安。里虚欲求外护，故其人叉手自冒心，以安心悸，是外有所护，则内有所恃。若据临床观察，此类患者亦可见胸满、气短、心前区憋闷不适等证。

本证的病机为心阳虚，治用桂枝甘草汤。方中桂枝辛甘，温通经脉，入心助阳，故能温补心阳；甘草甘温，补心以益血脉。二药相合，辛甘化阳，阳生阴长，化而奉心，心阳得复，心悸自愈。

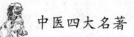

发汗后，其人脐下悸①者，欲作奔豚②，茯苓桂枝甘草大枣汤主之。(65)

茯苓桂枝甘草大枣汤方

茯苓半斤、桂枝四两（去皮）、甘草二两（炙）、大枣十五枚（擘）。

上四味，以甘澜水③一斗，先煮茯苓，减二升，内诸药，煮取三升，去滓，温服一升，日三服。作甘澜水法：取水二升，置大盆内，以杓扬之，水上有珠子五六千颗相逐，取用之。

【注解】

①脐下悸：脐下有跳动感。

②奔豚（tún）：形容气上冲如小猪之奔突。豚，小猪，也泛指猪。

③甘澜水：用杓扬过数遍之水，又名劳水。

【解读】

过汗伤阳，心阳虚不能制摄于上，下焦寒水之气有上冲之势，其主症为脐下悸动，治宜温养心阳，化气行水，治用茯苓桂枝甘草大枣汤。

重用茯苓半斤，先煮，取其量大直达下焦以行水。用桂枝甘草汤辛甘发散为阳，以充实上焦阳气。再用大枣配桂枝甘草，以充实上中焦营气。上中焦营卫充实，心脾阳气恢复，则能下达以温肾水。肾水得阳气之温，则阴邪平而悸动止。以甘澜水煎，取其不助水邪。本方还有培土制水之功，土强自可制水，阳健则能御邪，欲作奔豚之病当可自消。

发汗后，腹胀满者，厚朴生姜半夏甘草人参汤主之。（66）

厚朴生姜半夏甘草人参汤方

厚朴半斤（炙）、去皮生姜半斤、切半夏半升（洗）、甘草二两、人参一两。

上五味，以水一斗，煮取三升，去滓，温服一升，日三服。

【解读】

脾气素虚，一经发汗，则致阳气外泄，脾虚更显，运行失职，湿邪内阻，气滞于中，故腹满。治宜健脾除湿，宽中消满，用厚朴生姜半夏甘草人参汤。

方中厚朴苦温善消腹胀，生姜辛开理气，半夏开结燥湿，人参甘草健脾培土以助运化。全方补而不腻，消而无伤，为消补兼施之剂。原方用药比例，朴、姜、夏之量大于参、草，为消大于补，又含治标宜急，治本宜缓之义。

腹胀满一症有虚实寒热之异，可因失治或误治而产生。其实者，多见于阳明腑实证，为燥实内结证，其腹满特征为腹满持续不减，按之不濡，多伴有大便燥结、腹痛、苔厚脉实等特征，宜用承气辈泄热通腑。其虚者，多见于太阴寒湿证，其腹满特征为腹满时减，喜温喜按，按之濡软，多伴有下利、口淡不渴、苔白舌淡等症象，宜用四逆辈温中散寒。本条所论病证以腹胀满一症最为主要，他症不甚突出，其腹满特征为腹满时减，减而不显，少时复作，喜温而不喜按，在病机上以脾虚失运为本，湿阻气滞为标，虚实挟杂。治宜攻补兼施，用厚朴生姜半夏甘草人参汤。

伤寒，若吐若下后，心下逆满①，气上冲胸②，起则头眩③，脉沉紧。发汗则动经，身为振振摇者。茯苓桂枝白术甘草汤主之。(67)

茯苓桂枝白术甘草汤方

茯苓四两，桂枝三两（去皮），白术、甘草各二两（炙）。

上四味，以水六升，煮取三升，去滓，分温三服。

【注解】

①心下逆满：指胃脘部因气上逆而感觉胀满。

②气上冲胸：即上逆之气有向胸膈顶冲的感觉。

③起则头眩：指起坐站立变换体位就头晕目眩，或本有头晕目眩在起坐站立时加重。

【解读】

病在太阳当汗，反用吐下，损伤脾胃之阳。中阳受损，水津不化，饮停中焦，气机逆乱，症见心下胀满，时觉有气向胸胁冲撞。头为诸阳之会，精明之府，水饮阻滞于中，浊阴上逆，起坐站立更助冲逆之势，清阳更难达于头部，故尤觉头晕目眩。脉沉紧说明病在里而不在表，是寒饮停于内的征兆。由此可见，水饮既是一种病理性产物，又是一种致病因素。

由于脾阳不振、水饮停蓄是本证的关键，故治当温阳健脾，化饮利水，方用苓桂术甘汤。本方仍是桂枝甘草汤加味，用桂枝甘草辛甘化阳，充实胸中阳气。水气逆乱，用茯苓健脾利水，白术健脾化湿，与桂枝同用，即是"病痰饮者，当以温药和之"。

由于本病是中阳虚弱，故不能使用发汗的方法治法，否则汗多伤阳，经脉失于温煦，肢体就会出现震颤动摇，甚则不能自主。此与第15条"太阳病，下之后，其气上冲者，可与桂枝汤"的病机不同，彼属表证未解，下焦寒水之气上泛，而此则为中阳虚衰，水饮内

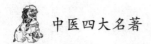

停。二者不可混同。

本条是倒装文法，"茯苓桂枝白术甘草汤主之"应接在"脉沉紧"句下，其义方通。

饮邪为病，多基于阳气亏虚。阳虚寒凝，则水饮不化。故治疗饮病，首先温阳祛寒。饮邪为病，与脾失健运有关，湿邪不化，水无以制，聚而成饮，所以治疗饮病，还应健脾助运。水饮内停，常存在气化不利，而寒邪凝滞又加重气化不利，因而治疗寒饮内停必须温阳化气。水饮得化后还应有所出路，治疗上当淡渗利水，以畅其道。苓桂术甘汤具备了上述温、运、化、利的功效，所以苓桂术甘汤是治疗寒饮内停的代表方。

发汗，病不解，反恶寒者，虚故也，芍药甘草附子汤主之。(68)

芍药甘草附子汤

芍药、甘草（炙）各三两，附子一枚（炮，去皮，破八片）。

上三味，以水五升，煮取一升五合，去滓，分温三服。疑非仲景方。

【解读】

联系上条内容，可知患者同属于正虚之体，文中虽未言起于何病，但从治以汗法来看，可能原是太阳表证。既为表证，当有恶寒之证，然汗后表解，恶寒应罢。今汗后恶寒反而加重，且不见发热，可知恶寒并非表不解，而是表证虽解，但正虚更甚，"反恶寒者，虚故也"一语，就是对正虚病机变化的概括。本条述证简单，以方测证，可知这里的"虚"是指汗后伤阴伤阳，导致阴阳两虚。阳虚不能温煦肌表，故恶寒反剧；阴虚不足以濡润筋脉，可能会有肢痉挛急之变。表证已去而转为里虚，阳气衰弱则鼓动脉搏无力，阴液不足则脉道失于充盈。阴阳两虚，故脉不应浮而当见沉迟细弱之象。治以芍药甘草附子汤，扶阳益阴，而达到阴阳两顾。

本方芍药味酸微苦以滋营阴，甘草甘温和中缓急，二药相伍，是酸甘合化，以益阴养营。附子辛热扶阳实卫，与甘草同用，更有辛甘化阳之功。三药合之，共奏阴阳双补之效。

发汗，若下之，病仍不解，烦躁者，茯苓四逆汤主之。(69)

茯苓四逆汤方

茯苓四两、人参一两、附子一枚（生用，去皮，破八片）、甘草二两（炙）、干姜一两半。

上五味，以水五升，煮取三升，去滓，温服七合，日二服。

【解读】

若病家本有正虚，复感外邪，当表里兼顾，谨慎用药。如仅以太阳病论治，则汗不得法而伤阴伤阳。又误用下法，造成阴阳两伤更甚。汗下后"病仍不解"，是指病情有新的变化，非指太阳表证不解。太阳与少阴为表里，误治太阳，极易损伤少阴。

少阴为水火之脏，阴阳之根。少阴之阴阳两伤，水火失济，故见烦躁不宁。证以少阴阳虚为主，所以还应伴见恶寒、下利、厥逆、舌质淡、苔白滑、脉微细等。治当扶阳兼以救阴，用茯苓四逆汤。

本方由茯苓、人参、干姜、附子、炙甘草组成。干姜、附子回阳救逆；茯苓、人参益气生津，安精神，定魂魄，止惊悸；姜附与人参配伍，回阳之中有益阴之效，益阴之中有助阳之功；甘草益气和中，且能调和诸药。

本证与干姜附子汤证同为太阳病变证，又均见烦躁一症，所用的治疗方剂，皆由四逆汤加味或减味而成，临证时须认真区别。干姜附子汤证，为阳虚阴盛，证见昼日烦躁不得眠、夜而安静、身无大热、不呕、不渴、无表证，脉沉微，治当急救回阳，仅用干姜、附子，单捷小剂而顿服，功专救阳。茯苓四逆汤证的病机为阴阳两虚，以阳虚为主，证候是四肢厥逆烦躁、恶寒下利、脉微欲绝、舌质淡、苔白滑等，为阳虚阴损，烦躁不分昼夜，治当回阳益阴，故用四逆汤加茯苓、人参，复方大剂而分服，双救阴阳。

发汗后，恶寒者，虚故也。不恶寒，但热者，实也，当和胃气，与调胃承气汤。(70)

调胃承气汤方

芒硝半升、甘草二两（炙）、大黄四两（去皮，清酒洗）。

上三味，以水三升，煮取一升，去滓，内芒硝，更煮两沸，顿服。

【解读】

发汗本为太阳表证的正治法，但若汗不如法，可以伤阴，亦可伤阳，其变证每因体质的差异而有不同。

本条列举阳虚与阳盛之人，来说明疾病的不同转归。如阳虚之体，发汗过多，易损阳气，则病从寒化而转为虚寒证，其证见恶寒，治疗当以扶阳为主；若阳盛之体，发汗过多则易伤津化燥，热并胃腑，燥热成实，当见不恶寒，反恶热，谵语，不大便等证，可与调胃承气汤泻热和胃。临证辨别疾病的转归，辨别病性的阴阳，必须以客观脉证为依据。

不恶寒，但热者，用调胃承气汤治疗，仅是举例而言。栀子豉汤、白虎汤以及大小承气汤等都是治疗"不恶寒，但热"的方剂，临床应用，还必须辨证施治。

调胃承气汤的方药分析见后阳明病篇。

太阳病，发汗后，大汗出，胃中干，烦躁不得眠，欲得饮水者，少少与饮之，令胃气和则愈。若脉浮，小便不利，微热消渴①者，五苓散主之。(71)

五苓散方

猪苓十八铢（去皮）、泽泻一两六铢、白术十八铢、茯苓十八铢、桂枝半两（去皮）。

上五味，捣为散，以白饮②和服方寸匕③，日三服，多饮暖水，汗出愈。如法将息。

【注解】

①消渴：形容口渴之甚，饮不解渴，此处是症状，不是病名。

②白饮：即米汤。

③方寸匕：古代量取药末的器皿。其形如刀匕，容量为一方寸正方，量药时以满而不溢出或滚下为度。

【解读】

太阳病治当发汗，但因汗不如法，大汗出后而发生的两种情况。一是汗后表症已除，唯因胃中津伤而干燥，以致烦躁不得眠，这不是里热伤津，只须注意调护，给予少量的汤水，使其慢慢呷下，以滋润胃燥，胃中津液恢复则胃气和，胃和则烦躁自除。切不可大量恣饮，因为胃气尚弱，恣饮则易酿成蓄水症。这是病后对口渴欲饮调护必须遵循的原则。

二是汗后而表邪未尽，仍然脉浮微热，但又见到小便不利，消渴，这主要是因恣饮的缘故，饮水太多而脾不转输，膀胱水蓄则小便不利，水津不能上布则消渴，愈饮愈渴，饮不解渴，饮入之水似乎已经内消，故称消渴。此时里有蓄水，外兼表邪，治当运脾布津，温阳化气，五苓散为的对方剂。脾之输转复，膀胱气化利，则小便利而蓄水除，津液布而口渴止，里得和而表亦随解。本症小便不利，当然与膀胱有关，但是水气之所以蓄而不行，与脾的关系尤切。许多注家囿于绎腑之说，将蓄水症专属之膀胱腑症，并把五苓散看做太阳腑症的专方，未免以偏概全。

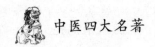

发汗已，脉浮数，烦渴者，五苓散主之。(72)

【解读】

此条承上条叙述发汗后，表不解，水饮内蓄之证。脉见浮数，为表邪未尽之象。

烦渴乃口渴之甚，因汗后表邪随经入里，膀胱气化失职，下焦蓄水，津液不能上承所致。证属蓄水，应有小便不利等症，治宜解表利水，用五苓散。

上条言脉浮，本条言脉浮数，都揭示表证未解；上条谓消渴，本条谓烦渴，都揭示水蓄下焦，津液不能上承，两者病机基本相同，故都用五苓散利水解表，前后可以互参互证。

伤寒，汗出而渴者，五苓散主之；不渴者，茯苓甘草汤主之。(73)

茯苓甘草汤方

茯苓二两、桂枝二两（去皮）、甘草一两（炙）、生姜三两（切）。

上四味，以水四升，煮取二升，去滓，分温三服。

【解读】

伤寒汗出之后，口渴的，应当用五苓散治疗；不渴的，用茯苓甘草汤治疗。

同是伤寒汗出之后，以口渴与否为审证要点，一用五苓散治疗，一用茯苓甘草汤治疗。五苓散证是膀胱气化不利，水饮内停，水津不布，除口渴外，还有小便不利等症。茯苓甘草汤证叙述简略，结合后面的127条"小便利者，以饮水多，必心下悸，小便少者，必苦里急也"以及356条"伤寒厥而心下悸，宜先治水，当服茯苓甘草汤"，可以确认，茯苓甘草汤证除口渴外，应见心下悸而小便利。是伤寒发汗，汗不得法，损伤胃阳，水饮停聚于胃所致。

茯苓甘草汤由茯苓、桂枝、生姜、甘草四味药组成。方中重用生姜温胃散水，茯苓渗湿利水、桂枝温阳化气利水，甘草益气和中，合为温胃散饮、化气利水之剂。

中风发热，六七日不解而烦，有表里证，渴欲饮水，水入则吐者，名曰水逆①，五苓散主之。(74)

【注解】

①水逆：因里有蓄水，以致饮水不能受纳，饮入即吐。

【解读】

太阳中风，发热恶寒，已持续六七日，不但表证未解，反而增加心烦。邪气随经入里，扰乱气机，三焦水道不通，膀胱蓄水，经腑俱病，故有表里证。表证指太阳表证发热恶寒，里证指太阳膀胱蓄水。既有太阳表证，又有膀胱腑证。因水蓄于下，气化不利，津液不能如常输布，口中乏津，故渴欲饮水。胃失和降，所饮之水，拒不受纳，则逆而上行，故水入则吐，口渴不解，吐后再饮，再饮再吐，名曰水逆。此属蓄水重证，治疗上仍需化气行水，兼以解表，故仍用五苓散。

本条和71条、72条都是讨论蓄水证，虽表现不同，但内容相符，病机一致，故都用五苓散化气利水。

本证的辨证要点是"烦，有表里证，渴欲饮水，水入则吐"。

未持脉①时，病人手叉自冒心，师因教试令咳，而不咳者，此必两耳聋无闻也。所以然者，以重发汗，虚故如此。发汗后，饮水多必喘，以水灌②之亦喘。(75)

【注解】

①持脉：即诊脉。

②灌：洗也，即以水洗浴。

【解读】

临诊见到病人手叉自冒心，是因于里虚心慌，跳动不安，患者当有心悸。实者拒按，虚者喜按。此心悸由正虚所致，因里不足而求助于外，故病人双手交叉，扣护于前胸，如此可使悸动稍有减轻，这是虚证心悸的主要特征之一。发汗过多，既可损伤心液，又能损伤心阳。心肾同为少阴，互相影响，故心虚亦可能下累及肾，引起肾阳不足。肾开窍于耳，故肾阳虚可见耳聋失聪。耳聋可通过观察病人对声音的反应以测试，如医师令病人咳嗽，病人罔闻，证明听力丧失。究其病因，心悸、耳聋皆由重发汗损伤心肾阳气所致，提示虚人不可过汗。

汗为阳气蒸化津液而成，发汗过多会导致伤阴损阳。津液受伤必然感到口渴，欲饮水自救者，应当少少与饮之，令胃气和则愈。若恣意多饮，则致水饮停聚为患，因汗后阳虚，无力行水。水饮上逆于肺，因而致喘。汗后肌腠空虚，必须善为调摄，

若贸然洗浴，水寒之气易使毛窍闭塞，导致肺气不宣，因而致喘。

以上列举了汗后致喘的两种原因，说明形寒饮冷可以伤肺。并提示人们，在疾病、特别是大病的治疗过程中，注意病后调摄，是相当重要的。

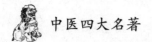

发汗后，水药不得入口为逆。若更发汗，必吐下不止。发汗吐下后，虚烦①不得眠。若剧者，必反复颠倒，心中懊②，栀子豉汤主之。若少气者，栀子甘草豉汤主之。若呕者，栀子生姜豉汤主之。(76)

栀子豉汤方

栀子十四个（擘）、香豉四合（绵裹）。

上二味，以水四升，先煮栀子，得二升半，内豉，煮取一升半，去滓，分二服，温进一服。得吐者，止后服。

栀子甘草豉汤方

栀子十四个（擘）、甘草二两（炙）、香豉四合（绵裹）。

上三味，以水四升，先煮栀子、甘草。取二升半，内豉，煮取一升半，去滓，分二服，温进一服。得吐者，止后服。

栀子生姜豉汤方

栀子十四个（擘）、生姜五两、香豉四合（绵裹）。

上三味，以水四升，先煮栀子、生姜，取二升半，内豉，煮取一升半，去滓，分二服，温进一服。得吐者，止后服。

【注解】

①虚烦：因无形之热所致之烦。虚，非有形之实邪

结滞，是相对概念。

②懊：指心中烦郁闷乱，莫可名状。

【解读】

发汗后，水药入口，即见呕吐，是发汗不当，使胃气受损所致。胃气虚弱，不能化饮，水药入口，停聚于胃，引动气逆，故而呕吐。胃气不降见呕，饮渍于肠则利。若再发其汗，则必胃阳更虚，水饮内停进一步加重，从而带来"吐下不止"的后果。

汗吐下后，表邪内陷，若与有形之物如宿食、痰水等相互搏结而烦者，是为实烦，但此虽因热邪内陷，却并未与有形之物相结，只是无形之热扰动胸膈，火郁而不伸作烦，故称为"虚烦"。其轻者，心烦"不得眠"；重者，"必反复颠倒，心中懊"。懊是心中特别难受，烦郁闷乱，莫可名状，足见其痛苦已非一般了。火郁当清之、发之，故用栀子豉汤清宣郁热，以除虚烦。

栀子豉汤由栀子、豆豉二药组成。栀子苦寒，可导火热下行，清泄邪热。豆豉轻清宣透，具解表宣散之功，与栀子配伍，则清中有宣，宣中有降，可除火郁虚烦之证。使用本方，需先煮栀子，后纳豆豉，才能发挥其清宣郁热的治疗作用。火热郁于胸膈，若药后热郁得伸，则有呕吐的可能，并且邪随吐解，但栀子豉汤并非

"吐剂"。

若兼见病人自觉气息不足，是吐下后伤及正气，就应加入甘草以益气，即栀子甘草豉汤治之。若见呕吐，是胃气不和而上逆，当加入生姜以和胃降逆止呕，即栀子生姜豉汤治之。

发汗，若下之，而烦热胸中窒①者，栀子豉汤主之。(77)

【注解】

①胸中窒：胸中憋闷不适。

【解读】

发汗、攻下后可出现烦热、胸中窒的症状。烦热是指心烦而身热，或是指因热而烦，其烦较甚之意，显示火郁的程度较上条为重。胸中窒是指胸中有堵塞憋闷之感，是热邪留扰胸膈、胸肺之气运行不畅所致。本证是在上条所述心烦不得眠的基础上产生的，其证较上条为重。

但仅见窒塞，并无疼痛，说明火热之郁仅在气分而未及血分。本条虽较上条之程度为重，但其病机仍为无形热邪留扰胸膈，故仍治以栀子豉汤清宣郁热，是治病求本之法。因热郁得宣，则气机自然畅达，其证就会消失。

伤寒，五六日，大下之后，身热不去，心中结痛者，未欲解也，栀子豉汤主之。(78)

【解读】

伤寒五六日，大下之后，身热不去，是表邪入里化热，郁于胸膈，必见心烦懊等症。热邪郁于胸膈，即可能影响气机，引起胸中窒塞的症状；也可能由气及血，导致血行不畅，引起心中结痛等症状。身热不去说明邪气稽留于表。

此证由气及血，较之上条烦热胸中窒，其病更深一层。但是从病机上看，胸膈郁热仍为基本病机，故仍用栀子豉汤清宣郁热。郁热宣散则气机畅达，气机畅达则血脉流利，其痛自除。方中豆豉性味辛散，有解表之功，可解散在表的稽留之邪；栀子尚可通利血脉，正可以除心中结痛之症。

伤寒，下后，心烦腹满，卧起不安者，栀子厚朴汤主之。(79)

栀子厚朴汤方

栀子十四个（擘）、厚朴四两（炙，去皮）、枳实四枚（水浸，炙令黄）。

上三味，以水三升半，煮取一升半，去滓，分二服，温进一服。得吐者，止后服。

【解读】

伤寒下后，余热未尽，邪热留扰胸膈，故心烦。热壅气滞于腹，故腹满。胸腹气机壅滞，则卧起不安。病机为热扰胸膈，腑气壅滞，治以栀子厚朴汤，清热除烦，宽中除满。本证心烦、腹满非有形实邪阻滞，虽为胀满，但多按之濡软不痛，此与有形实邪阻滞所致的腹满硬痛而拒按不同，应作鉴别。

方中栀子苦寒，清解郁热；厚朴苦温，宽中行气；枳实苦寒，破结消痞。本方即栀子豉汤去豆豉加厚朴、枳实而成。因病变已波及脘腹，非栀子豉证局限于胸膈，故不用豆豉之宣透，而加入厚朴、枳实，以行气除满。

伤寒，医以丸药大下之，身热不去，微烦者，栀子干姜汤主之。(80)

栀子干姜汤

栀子十四个（擘）、干姜二两。

上二味，以水三升半，煮取一升半，去滓，分二服，温进一服。得吐者，止后服。

【解读】

伤寒误用丸药大下，损伤脾胃，致中焦虚寒。同时下后外邪乘机内陷，留扰胸膈，形成上焦有热与中焦有寒之证。上焦热郁则身热不去，微烦。言"微烦"者，指比上述之心烦不得眠，或心中懊恼，反复颠倒之证略轻而已。至于中焦有寒之证虽未明言，但可从大下之后，脾胃受损，方用干姜以温中散寒来认识，似可推测本证或有食少便溏，腹满腹痛等症。

本证病机，上热中寒。治当清上热、温中寒，用栀子干姜汤。方中栀子清上焦邪热以除心烦，干姜温中散寒以止下利，寒温并用，相反而相成。

脾胃虚弱、感受外邪，热扰胸膈者，亦可用本方治疗，不必拘泥是否误下。

本证与黄连汤证同具上下寒热错杂之病机，相比之下，彼以腹痛、欲呕吐为主，本证以烦热下利为主。

凡用栀子汤，病人旧微溏①者，不可与服之。(81)

【注解】

①旧微溏：平素大便略微溏薄。

【解读】

凡是使用前述（76～80条）含有栀子的方药，都

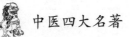

不能给予平素脾虚便溏的人。

"旧微溏"是宿疾，脾虚易生湿，"湿胜则濡泄"。素日脾气虚、脾阳虚或脾肾阳虚之人，大便经常溏泄，即使有火邪郁于胸膈的虚烦证，也应慎用栀子诸汤。因为栀子苦寒质润，走而不守，不同于苦寒燥湿的黄连、黄芩，不但不能燥湿，反易滑泄大肠，易于伤脾肾阳气而使便溏更甚。

若非用栀子不可时，应当减少用量，或仿上条栀子干姜汤寒热并用之法，酌加温补脾肾的药物。热郁胸膈、中虚下利之用栀子干姜汤，属权宜之法。

太阳病发汗，汗出不解，其人仍发热，心下悸，头眩，身瞤动，振振欲擗（一作僻）地[1]者，真武汤主之。(82)

真武汤方

茯苓、芍药、生姜（切）各三两，白术二两，附子一枚（炮，去皮，破八片）。

上五味，以水八升，煮取三升，去滓，温服七合，日三服。

【注解】

[1]振振欲擗地：身体振颤，站立不稳，欲仆于地。

【解读】

太阳病发汗后，其人仍发热，显示太阳表证未罢，但变证已经出现，如"心下悸，头眩，身瞤动，振振欲擗地"等。产生这些变证的病机是过汗伤阳而致肾虚水泛。

阳虚水泛，水气凌心则心悸，清阳不能上升则眩，眩与悸同时出现便应该考虑阳虚水泛的可能。水气泛滥，阳气不得展布，清阳不能实四肢；水气泛滥，侵犯四肢经脉，因而出现身瞤动，严重者振振欲擗地。本证即使没有全身水肿，但已属于阳虚水泛证，宜用真武汤治疗。

本证可以理解为阳虚水泛证的早期，既有阳虚水泛，又有太阳发热未罢，属于表里同病。病因是汗不如法，发汗太过，或是误发虚人之汗，使阳气受伤。虽然有表证发热未罢，但不用解表法治疗，而用真武汤温阳利水，因为本证脾肾阳虚，水气泛滥，里证较急较重，必须先治。表证发热为次要见证，此时解表，徒伤正气，不利于阳虚。

对于"发热"一症，历来注家见解不一，有的认为是表未解，有的认为是"虚阳外浮"，当以前者为是。表邪未解，用真武汤属先里后表之法。若为"虚阳外浮"，真武汤难以胜任。

真武汤是温阳利水的代表方。方中炮附子温肾阳，化水气；茯苓、白术健脾运，利水气；生姜温胃阳，散水气；芍药，《神农本草经》谓其有"止痛，利小便"之功。

真武汤，又名玄武汤。玄武意指传说中的玄武大帝，是坐镇北方的水神，能制水而镇摄水邪。因本方具有扶阳镇水之功，故以其命名。

咽喉干燥者，不可发汗。(83)

【解读】

咽喉是三阴经脉循行之处，有赖阴津的滋养。咽喉干燥，提示阴津虚少，不能上承。平素阴虚咽喉干燥者，若患风寒表证，不可单用汗法治疗。因阴津亏损，则汗源不足，强发其汗，不但表证不解，而且阴津更伤。

如必欲发汗解表，则以滋阴解表为妥，后世《通俗伤寒论》的加减葳蕤汤之类方药可选。若表证汗后咽喉干燥者，多属于化热入里之先兆，就更不可再用辛温发汗的方要来治疗了，宜参考少阳、阳明病篇，进一步辨证论治。

淋家①，不可发汗，汗出必便血②。(84)

【注解】

①淋家：久患小便淋沥与尿道疼痛的人。

②便血：此处指小便出血。

【解读】

素患淋证之人，大多肾阴亏虚而膀胱蕴热。阴虚有热之人感受外邪，不宜径用汗法。汗法，尤其是辛温发汗，既助热又伤阴，所以如果强发其汗，必然肾阴更虚，膀胱之热愈炽。邪热灼伤血络，就会发生尿血之变证。

疮家①，虽身疼痛，不可发汗，汗出则痉。(85)

【注解】

①疮家：久患疮疡的人。

【解读】

久患疮疡的人，长期流脓淌血，致气虚血少，不宜使用辛温发汗之法。虽复感受外邪而身体疼痛，也不可径用辛温发汗。若强发汗，则气血更加亏虚，筋脉失却濡养，就会发生强直拘紧、甚则抽搐等病症。

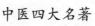

衄家①，不可发汗，汗出必额上陷脉②急紧，直视不能眴③一作瞬，不得眠。(86)

【注解】

①衄家：经常有鼻腔或牙龈出血的人。

②额上陷脉：额部两旁凹陷处的动脉，在两侧太阳穴处。

③眴（shùn）：眼球转动。

【解读】

经常有鼻腔或牙龈出血的人，由于频繁出血，阴血必定亏虚，虽有外感之证，亦不可用辛温发汗。血汗同源，若强发其汗则更伤阴血。

血虚，筋失所养则拘紧，见额上两旁的动脉搏动紧急，即"额上陷脉急紧"；阴血亏虚，目睛失去血液的濡养，则呆滞而直视，转动不灵活。血虚心神失养，或内热上扰心神，则不得眠。

55条之衄血是因风寒束表，阳郁太甚，络脉受损所致，血量较少，且其衄后风寒表实之证仍在，所以用麻黄汤辛温发汗，开闭解郁。本条之衄血，时间长而量多，阴血虚少，并且衄之成因，亦非新感风寒郁闭，所以不能用辛温发汗方药治疗。

亡血家①，不可发汗，发汗则寒慄而振。(87)

【注解】

①亡血家：经常反复出血的病人。"亡"，此处作丢失解，非灭亡之义。

【解读】

失血有吐血、咯血、衄血、便血、尿血以及崩漏等多种形式。气为血之帅，血为气之守，气血相互依存。经常失血的病人，不仅阴血损伤，阳气亦不充沛，即使患有外感表证，也不可用发汗方法。

如果误用汗法，不但阴血更伤，而且阳气也必更伤。阴血伤则无以营养筋脉，阳气伤则无以卫外固表，因而发生寒慄振战的变证。

汗家①，重发汗，必恍惚心乱②，小便已阴疼③，与禹余粮丸。本方阙。(88)

【注解】

①汗家：平素汗出过多的人。

②恍惚心乱：神迷意惑，慌乱不宁。

③小便已阴疼：小便之后，尿道疼痛。

【解读】

汗家，是平素经常自汗出的人。久汗则阳虚不固，阴血亦伤，因而阴阳俱虚，所以虽有外感表证，也应慎用发汗。若多次使用或过分使用发汗治法，必致心阴心阳更伤。心神失养，则会发生神思恍惚，心中慌乱无主；津液亏乏，尿道失滋，则小便已阴疼。

本条与以上数条不同，不仅有误汗变证，而且载有救误的方剂。可惜只提出了禹余粮丸的方名，却没有具体药物，因而又留下了缺憾。从禹余粮的性味功能，可推测其主治的大概。禹余粮甘淡性寒，有敛阴止汗、重镇固涩的作用。汗止神安，则恍惚心乱可愈；表固液复，则尿后阴疼自止。由此可见，方剂虽缺，规矩已备，临床上随证化裁，自能收到预期的功效。

病人有寒，复发汗，胃中冷，必吐蚘①（一作逆）。(89)

【注解】

①蚘：蛔虫。"蚘"是"蛔"的古字。

【解读】

病人有寒，是指原来就有脾胃虚寒。本为脏气虚寒，复感外邪，法当温中为主，兼解表邪，切不可强发其汗。若复发汗，必损伤脾胃之阳，阳虚阴盛，必然导致"胃中冷"加甚，若胃寒气逆，则见呕吐。古代卫生条件低下，常有肠道寄生虫病，蛔虫易见，因脏寒而扰动，可能导致吐蛔。

本发汗，而复下之，此为逆也。若先发汗，治不为逆。本先下之，而反汗之，为逆。若先下之，治不为逆。（90）

【解读】

表证当用汗法，使邪从汗解。若表里同病，则应根据表、里证的轻重缓急，决定先治表后治里，或先治里后治表，或表里同治。"本发汗"指病有表里证存在，本当发汗，若发汗后表不解，可以再汗。

"复下之"，指表不解而改用下法，这是治疗上的错误。"本先下之"，是指表里同病，里病已急，当先用下法。若"反汗之"，亦是错误的治疗方法，张仲景在此反复告诫医者，一定要掌握好汗下先后的顺序，否则，将变证丛生。

在一般情况下，外感病多是由表入里，里证多由表邪内传所致，这是六经病发生发展的一般规律趋势。这种表里同病，应该先解表，后治里，属于常法。然而也有变法，本条后半段就是里证危急时，表证虽未解，应以治里为先。而且由于表证已轻，往往里和之后，表邪

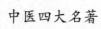

即能自解。

表里同病，汗下有序的原则，在《伤寒论》中，具体运用的实例很多。如第 36 条："太阳与阳明合病，喘而胸满者，不可下，宜麻黄汤"，就属于"先发汗，治不为逆"一类。

第 124 条"太阳病六七日，表证仍在，脉微而沉，反不结胸，其人发狂者，以热在下焦，少腹当硬满，小便自利者，下血乃愈"，用抵当汤，则属于"先下之，治不为逆"一类。究竟什么情况下先表后里，什么情况下先里后表，治里之法是温中、补虚，还是清热、攻下，均须视具体病情而定。

伤寒，医下之，续得下利清谷①不止，身疼痛者，急当救里。后身疼痛，清便自调者，急当救表。救里宜四逆汤，救表宜桂枝汤。(91)

【注解】

①下利清谷：泻下不消化的食物。

【解读】

表里同病，里虚为甚时，宜先里后表。太阳伤寒，误用下法，导致表邪内陷。如果患者素体肾阳不足，外邪内陷，则易形成少阴阳虚、阴寒内盛之变证。其临床表现主要为下利不止，夹杂不消化食物。在此状态下，即使表邪未尽，仍有身体疼痛等表证，也不可按常规方法的先解表后救里，而应当速用四逆汤急救回阳，否则便有阳亡阴脱之变。若服四逆汤后，脾肾之阳恢复，腹泻停止，而身体疼痛等表证仍在者，可转方用解肌祛风、调和营卫的桂枝汤治其表证。

救里宜急，是因为误治，里气大虚，如不立即止利，阳气阴液将进一步耗竭。此时虽有表证，亦不可强行解表，汗则亡阳。在里阳恢复之后，为何还要"急救其表"呢？这是因为少阴阳气初复，如不及时解表，恐邪气再次内陷。因为正气已经虚弱，即使解表也不可使用麻黄汤峻汗，只宜桂枝汤调和营卫、解肌祛风。

表里同病，里证属虚者，应按本条所论，先治其里，后治其表。若表里同病，里证属虚而较轻者，也可采用表里同治之法，如桂枝人参汤、桂枝新加汤、麻黄细辛附子汤、麻黄甘草附子汤等，皆属此类。

病发热头痛，脉反沉，若不差，身体疼痛，当救其里。四逆汤方。(92)

四逆汤方

甘草二两（炙）、干姜一两半、附子一枚（生用，

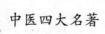

去皮，破八片）。

上三味，以水三升，煮取一升二合，去滓，分温再服。强人可大附子一枚，干姜三两。

【解读】

太阳病虽发热头痛，但脉不浮反沉，反映里阳已虚，当以救里为急。此处"脉反沉"是鉴别要点。

"病发热头痛"属表证，若是典型的太阳病，其脉当浮；而本证脉反沉，不当沉而沉故曰"反"。若头痛、发热、脉沉持续存在，且"身体疼痛"症状更加突出，则是表证未解而里虚寒殊甚，治当急温其里，方宜四逆汤。文曰"若不差，身体疼痛"乃是强调身体疼痛更加严重。

本句在《金匮玉函经》和《千金翼方》中作"若不差，身体更疼痛"，多了一个"更"字，说明"身体疼痛"这个症状始终存在，并逐渐加重，是阴寒内盛，说明少阴虚寒较甚，所以舍表救里，以四逆汤温经回阳。

太阳病，先下而不愈，因复发汗，以此表里俱虚。其人因致冒①，冒家汗出自愈。所以然者，汗出表和故也。里未和，然后复下之。(93)

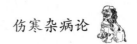

【注解】

①冒：形容头目如物冒覆，蒙蔽不清。

【解读】

太阳病，本当发汗解表，反而先用泻下，是属误治，不但病证不愈，还会耗伤正气。此时再次发汗，是发虚人之汗，徒伤正气。先下后汗，以致"表里俱虚"，正虚邪恋，清阳之气不能上升，故而头目昏冒不清。

假若体虚不甚，正气还有自行恢复以祛邪外出之机。"阳加于阴谓之汗"，汗出是阳气已复，能够蒸化津液而出于表，外邪亦随汗而解，所以"冒家汗出自愈"。如果还有里实存在，可以再酌情使用下法治疗。

太阳病未解，脉阴阳俱停①（一作微），必先振慄汗出而解。但阳脉微者，先汗出而解。但阴脉微（一作尺脉）实者，下之而解。若欲下之，宜调胃承气汤。（94）

【注解】

①脉阴阳俱停：寸关尺三部脉搏都隐伏不现。

【解读】

太阳病表证未解，应见浮脉，今却寸关尺三部脉搏都隐伏不现。此处"脉阴阳俱停"与"阳脉微"并非是生机即将终止的绝脉，而是阳气欲驱邪外出，先积蓄力量，先屈后伸的反映。"振傈"，即病人身体振摇而寒冷的症状，是邪压正气，正邪相争，正欲胜而邪将退之征兆。太阳病，脉阴阳俱停，已虚之正气与邪相争，首先振傈，待正气伸展而见发热，继之汗出，邪随汗解。

"但阳脉微者"，阳主表，即寸部脉微微搏动；提示病邪在表，正气抗邪外出，故"先汗出而解"。"但阴脉微者"，阴主里，即尺部脉微微搏动，提示病邪在里，正气驱邪于下，须用下法而解，宜调胃承气汤和其胃气。

太阳病，发热汗出者，此为荣弱卫强，故使汗出，欲救邪风①者，宜桂枝汤。（95）

【注解】

①欲救邪风：如果想要解除风邪。救，驱散之意。邪风，即风邪。

【解读】

发热汗出是太阳中风证固有之症，基本病机是"阳浮而阴弱"，亦即"卫强营弱"。所谓卫强，并不是卫气的正常功能强盛，而是由于风寒袭表，卫气浮盛于外，与邪相争，导致发热的病理性亢奋状态，亦即"阳浮者，热自发"之意。所谓营弱，亦不是营阴，真正的虚弱，而是指卫外不固，营阴不能内守而外泄所致的汗出而言，亦即"阴弱者，汗自出"之意。由于汗出营伤，与"卫强"相比呈现出相对不足的状态，故称"荣弱"。

营弱卫强，即后人所谓的营卫不和或营卫失调，其中以卫气的病理改变为主，而营气失和乃卫失外固所致。"欲救邪风者"提示太阳中风证的病因是风寒外袭，风邪偏胜，联系"宜桂枝汤"，可知桂枝汤具有解肌祛风的功效。综合分析，本条以"发热汗出"为太阳中风的主症，以"荣弱卫强"为其基本病机，以"欲救邪风"展示其病因与治则，以桂枝汤为其治疗方剂，是由症状而分析病机，由病机而推断病因，由病因病机而决定治法方药，体现了理法方药兼备的辨证论治原则。

对"卫强营弱"的诠释：①营行脉中，卫行脉外，营主内守，卫主固外，营卫相互依存。邪气侵犯肌表，卫分受邪，营阴失去卫阳的固护而外泄，所以造成"营弱"的原因是卫阳失却固护功能。

②邪气侵犯卫分，卫阳奋起抗邪，正邪相争则发热；卫分受邪不与营和，营阴外泄，则汗出，发热、汗出是卫强营弱的表现形式。

③营阴虚弱，卫阳即无所依附而散越，导致卫阳的

亢奋。所以，"卫强"是一种病理性的亢进，非生理性的卫阳强盛，而"营弱"，才是真正意义上的营阴亏虚。"卫强营弱"是因风邪所致，因此，治疗首先应驱散风邪，桂枝汤调和营卫，解肌祛风，为首选方剂，所以说"欲救邪风者，宜桂枝汤"。

　　伤寒五六日，中风，往来寒热①，胸胁苦满②，嘿嘿③不欲饮食，心烦喜呕，或胸中烦而不呕，或渴，或腹中痛，或胁下痞硬，或心下悸，小便不利，或不渴，身有微热，或咳者，小柴胡汤主之。(96)

小柴胡汤方

柴胡半斤，黄芩三两，人参三两，半夏半升（洗），甘草（炙）、生姜（切）各三两，大枣十二枚（擘）。

上七味，以水一斗二升，煮取六升，去滓，再煎取三升，温服一升，日三服。

若胸中烦而不呕者，去半夏、人参，加栝蒌实一枚；若渴，去半夏加人参，合前成四两半，栝蒌根四两；若腹中痛者，去黄芩加芍药一两；若胁下痞硬，去大枣加牡蛎四两；若心下悸，小便不利者，去黄芩加茯苓四两；若不渴，外有微热者，去人参加桂枝三两，温覆微汗愈；若咳者，去人参、大枣、生姜，加五味子半升，干姜二两。

【注解】

①往来寒热：恶寒时不发热，发热时不恶寒，恶寒与发热交替而作。

②胸胁苦满：病人因胸胁部满闷而感到痛苦，即苦于胸胁满闷。

③嘿嘿：表情淡漠，静默不言。"嘿"通"默"。

【解读】

伤寒五六日中风，不是既伤寒又中风，而是说伤寒五六日，或者是感受风邪，都可以发生寒热往来等症候。往来寒热与太阳表症的恶寒发热同时并见不同，而是恶寒时不知有热，发热时不知恶寒，寒已而热，热已而寒，一来一往，交替发作，这是邪正相争，邪胜正则寒，正胜邪则热，相持互胜的缘故，为少阳病的主要热型。

与疟疾近似，但疟疾的寒热有定时，或一日一次，或间日一次，或三日一次。而少阳病的寒热往来，没有固定的时间。胸胁为少阳经脉的循行部位，由于少阳气机郁滞，所以胸胁部苦于闷满。少阳胆木受邪，势必影响脾胃，脾胃之气不畅，则神情沉默，不欲饮食；胆火内扰则心烦，胆胃气逆则喜呕。这些症候，既非太阳风寒表症，也非阳明燥热里症，而是由表入里，由寒化热，表里之间的半表半里症。正由于这个特点，所以有"少阳为枢"的譬喻，从而概括其病机为少阳枢机不利，而以小柴胡汤为主治方剂。

血弱气尽①，腠理开，邪气因入，与正气相搏，结于胁下。正邪分争，往来寒热，休作有时，嘿嘿不欲饮食。脏腑相连，其痛必下，邪高痛下，故使呕也。一云脏腑相违，其病必下，胁膈中痛。小柴胡汤主之。服柴胡汤已，渴者属阳明，以法治之。(97)

【注解】

①血弱气尽：气血不足之意。

【解读】

血弱气尽，腠理开，是言患者气血虚弱，营卫失和，卫气不固，腠理疏松，外邪得以乘虚而入，与正气相搏结于胁下。胁下乃少阳经循行部位，少阳受邪，经气阻结，枢机不利，所以胸胁苦满。

少阳属半表半里之位，邪人少阳，邪正处于相持局面，邪正交争，正胜则热，邪胜则寒，互有胜负，相争不已，故见往来寒热，休作有时；又因胆热内郁，疏泄不利，故见嘿嘿，不欲饮食。

肝胆相连，脾胃相关，少阳受邪，脾胃多受影响。邪滞经脉则胁下痛；胆热内郁，疏泄失职，气滞于脾则腹痛；胆热犯胃，胃气上逆则呕逆。从部位而言，胆与两胁部位较高，邪从少阳而来，故云邪高，腹痛部位偏下，故称痛下。

　　病在少阳，用小柴胡汤应和解祛邪而病愈；若服后反见渴甚者，乃平素胃阳素旺之人，邪气深入，化燥伤津，邪入阳明，病已传变，当审证察因，对症治疗，大法只在清下之中。

　　得病六七日，脉迟浮弱，恶风寒，手足温。医二三下之，不能食，而胁下满痛，面目及身黄，颈项强，小便难者，与小柴胡汤，后必下重①。本渴，饮水而呕者，柴胡不中与也，食谷者哕。(98)

　　【注解】

　　①下重：大便时肛门部重坠。

　　【解读】

　　得病六七日，脉浮弱，恶风寒，自是桂枝证，然桂枝证脉不迟，今兼脉迟，且手足温，据187条"伤寒脉浮而缓，手足自温者，是为系在太阴"推断，当系太阳中风兼太阴虚寒，治应温中解表，方宜桂枝人参汤。医生屡用攻下，诛伐太过，以致中气大伤，土虚湿阻，进一步影响胆汁的疏泄。脾胃虚弱，受纳、运化失司，故不能食。湿邪内阻，肝胆气机不畅，故胁下满痛。木郁不达，胆汁不循常道，溢于脉外，则面目及身黄。

后面的278条阐述"太阴当发身黄，若小便自利者，不能发黄"，因小便自利，则湿有去路，不致内阻，故不能发黄。今发身黄，自然是因小便难，即小便不利，湿热不得下泄使然。"诸颈项强，皆属于湿"，故颈项强者，亦是湿邪之故。其中胁下满痛，不能食及面目身黄等胆经病证，颇与小柴胡汤证相似，但因其非胆热脾寒，而是单纯的脾虚寒湿之证，自非小柴胡汤所宜。若强与小柴胡汤，因方中有苦寒伤气的柴胡、黄芩，服之则戕伤脾胃，使中焦阳气虚弱更甚。大便时肛门部重坠是阳气下陷的表现。

"本渴饮水而呕者"，是饮邪内停，气不化津，津不上承的"水逆证"，宜用五苓散治疗。误用小柴胡汤，进一步损伤中阳，以致胃气虚冷，食后引动胃气上逆而哕。

伤寒，四五日，身热恶风，颈项强，胁下满，手足温而渴者，小柴胡汤主之。（99）

【解读】

伤寒四五天，正是病邪向里传变之期。虽有"身热恶风，颈项强"之表证，但比重不大；胁下满为邪犯少阳，枢机不利；手足温而渴为阳明热盛达于四末，耗伤津液所致。三阳证见，邪气由表入里，表邪已微，里热未盛，邪郁少阳，汗吐下三法皆非所宜，治从少阳，法宜和解，主用小柴胡汤。

使枢机运转，上下宣通，内外畅达，则三阳之邪，均可得解。但在运用小柴胡汤时，应根据表里轻重，详细分析，参照少阳病或然证之治法，适当加减，灵活运用。

伤寒，阳脉涩，阴脉弦，法当腹中急痛，先与小建中汤；不差者，小柴胡汤主之。（100）

小建中汤方

桂枝三两（去皮）、甘草二两（炙）、大枣十二枚（擘）、芍药六两、生姜三两（切）、胶饴一升。

上六味，以水七升，煮取三升，去滓，内饴，更上微火消解，温服一升，日三服。呕家不可用小建中汤，以甜故也。

【解读】

伤寒，阳脉涩，是脉浮取而涩，为气血不足。阴脉弦，是脉沉取而弦，弦是少阳主脉。脾为后天之本，气血生化之源，脾虚不能生化气血，所以脉涩。脾主大腹，脾虚又见少阳主脉，势必引起少阳之邪内侵，即"土虚木乘"，故而发生"腹中急痛"。"腹中急痛"是腹痛时自觉有紧缩拘急之感，触摸之则腹肌痉挛紧张而成条索之状。

病变的机制包括脾虚、气血不足和少阳枢机不利几方面，而以脾虚为主，并且是脾虚造成气血不足，是脾虚招致木邪横逆。而"木邪乘土"后势必加重脾虚的程度，也因其脾运失职，气血更加亏虚。所以用小建中汤建中补虚，缓急止痛。

中气得建，化源充足，气血自然可复。若服药后，腹中急痛不止，说明少阳之邪太盛，此时须用小柴胡汤清疏肝胆，和解少阳。

小建中汤与小柴胡汤两方都是土木两调的方剂。前者偏重于温补，是培土以盛木，后者偏重于清疏，是伐木以救土。若病变以少阳为主，兼见腹痛，可用小柴胡汤去黄芩加芍药治疗（96条小柴胡汤加减法）。

小建中汤是桂枝汤倍芍药加饴糖而成。方中重用饴糖，甘温补中；桂枝、生姜温中散寒；芍药和阴补血，缓急止痛；大枣、甘草补中益气，共成平补阴阳，建复中焦，生化气血，缓急止痛之剂。

伤寒，中风，有柴胡证，但见一证便是，不必悉具。凡柴胡汤病证而下之，若柴胡证不罢者，复与柴胡汤，必蒸蒸而振，却复发热汗出而解。（101）

【解读】

从"伤寒五六日，中风，往来寒热，胸胁苦满，嘿嘿不欲饮食，心烦喜呕，或胸中烦而不呕，或渴，或腹中痛，或胁下痞硬，或心下悸，小便不利，或不渴，身有微热，或咳者，小柴胡汤主之"中观察，小柴胡汤适应证的临床表现颇多，不可能在一个患者身上全部见到，也无需诸证俱备才可用小柴胡汤，"但见一证便是，不必悉具"就是这个意思。

"一证"应当以"主证"为据，如"往来寒热，胸胁苦满，心烦，呕吐，不欲饮食，神情淡漠"等。其次，"一证"应当与"不必悉具"两相对照理解，不要机械地认为是只有一个症状，也可以是二个、三个，只要其部分症状已经能够反映出少阳病病变的特点，就可以使用小柴胡汤。

少阳病属半表半里证，本不应攻下，误用攻下会有不同的变化。"柴胡证仍在"是其中之一，说明病邪未因误下而内陷。"有是证用是方",所以"复与柴胡汤"。然而,毕竟下后正气受损,抗邪乏力,服汤后正气得药力相助,奋起抗邪,正邪交争,所以,蒸蒸而热,阳气振发,继而汗出邪解。

第一节是强调使用小柴胡汤,要注意抓主证;第二节是强调灵活辨证,有是证用是方。

伤寒,二三日,心中悸而烦者,小建中汤主之。(102)

【解读】

伤寒二三日,病程尚短,又未经误治,故知是里气先虚,心脾不足,气血双亏,复被邪扰而致心悸而烦。"心中悸而烦"是本证的特点,然悸与烦又有虚实之分,本证即非水气凌心之悸,又非热扰胸膈之烦,更不是少阳胆火炽盛之烦悸证,此乃里虚邪扰气血不足,心无所主则悸,神志不宁则烦。此证里虚为先,故当先治其里,而建其中气,安内以攘外,用小建中汤外和营卫,内益气血,有表里兼顾之功。

本方由桂枝汤倍芍药加饴糖而成。方取桂枝汤,外能调和营卫,内能调和脾胃,滋生气血阴阳。在此基础上重用饴糖,甘温补中,调和脾胃,缓急止痛。又倍用芍药，酸甘化阴以滋阴养血。

合甘草、大枣补脾益胃，助其建中之力。桂枝、生姜外散表邪以兼顾伤寒外感。辛甘酸合成，取其辛甘化阳、酸甘化阴。诸药组合，平调阴阳，协和营卫，能使脾胃健运，气血充盛。

本条与100条都用小建中汤，一治腹中急痛，一治心中悸而烦，虽见证不同，但均是建中补虚、资生气血之法。

太阳病，过经①十余日，反二三下之，后四五日，柴胡证仍在者，先与小柴胡。呕不止，心下急②（一云呕）止小安，郁郁微烦者，为未解也，与大柴胡汤下之则愈。（103）

大柴胡汤方

柴胡半斤、黄芩三两、芍药三两、半夏半升（洗）、生姜五两（切）、枳实四枚（炙）、大枣十二枚（擘）。

上七味，以水一斗二升，煮取六升，去滓再煎，温服一升，日三服。一方加大黄二两，若不加，恐不为大柴胡汤。

【注解】

①过经：病传他经。此处指太阳表证已病传少阳。

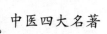

②心下急：胃脘部拘急窘迫。

【解读】

太阳病十余日，病邪未能外解，转而传入少阳，谓之"过经"。病入少阳，当以和解为主，汗、吐、下之法均属禁忌。今反二三下之，是为误治，误治可能产生变化。至于如何变化，还要看具体情况而定。

下后四五日，柴胡证仍在，表明邪气并未因下而内陷，病邪仍在少阳，故先与小柴胡汤，以和解少阳。服小柴胡汤后，如枢机运转，病即可愈。

若服小柴胡汤后，病未好转，反而加重，由喜呕变为"呕不止"，此乃邪热不解，内并阳明，热壅于胃，胃气上逆所致；由胸胁苦满变为"心下急"，是邪入阳明，胃热结聚，气机阻滞所致；由心烦变为"郁郁微烦"，是气机郁遏，里热渐甚。从呕不止、心下急、郁郁微烦说明邪由少阳误治，化燥成实，兼入阳明。少阳证不解，则不可下，而阳明里实已成，又不得不下，遂用大柴胡汤，和解与通下并行，双解少阳、阳明之邪。

本方为小柴胡汤与小承气汤合方加减而成，即小柴胡汤去人参、甘草，加大黄、枳实、芍药。方中柴胡、黄芩疏利少阳，清泄郁热；芍药缓急止痛；半夏、生姜降逆止呕；枳实、大黄利气消痞，通下热结；大枣和中。诸药配合，共奏和解少阳、通下里实之功，实为少阳阳明双解之剂。

大柴胡汤有一方两用之妙：原方组成无大黄，阳明里热不甚者用之得宜；一方加大黄，阳明里热已盛者用之适当。临证大黄运用与否及其剂量多少，可根据病证性质与里热程度，酌情调配。

伤寒，十三日不解，胸胁满而呕，日晡所①发潮热，已而微利。此本柴胡证，下之以不得利，今反利者，知医以丸药下之，此非其治也。潮热者，实也，先宜服小柴胡汤以解外，后以柴胡加芒硝汤主之。（104）

柴胡加芒硝汤方

柴胡二两十六铢、黄芩一两、人参一两、甘草一两（炙）、生姜一两（切）、半夏二十铢、本云五枚（洗）、大枣四枚（擘）、芒硝二两。

上八味，以水四升，煮取二升，去滓，内芒硝，更煮微沸，分温再服，不解更作。

臣亿等谨按：《金匮玉函》方中无芒硝。别一方云，以水七升，下芒硝二合，大黄四两，桑螵蛸五枚，煮取一升半，服五合，微下即愈。本云，柴胡再服，以解其外，余二升，加芒硝、大黄、桑螵蛸也。

【注解】

①日晡所：午后 3～5 时。日晡，指申时太阳明艳亮丽。所，表示约数，可译为"左右"、"上下"。

【解读】

伤寒 13 日不解，有向里传变趋势。传变与否，据证而定，今见胸胁满而呕，知邪传少阳，胆火内郁，枢机不利，胆逆犯胃；日晡所发潮热，知邪入阳明，腑实已成。合为少阳兼阳明里实之证。多为大便燥结难下，可取和解兼通下之法。投以大柴胡汤，可诸证悉除。今反见下利，是与病情发展趋势不符，须探究其原委。

本证为少阳兼阳明里实证，应以大柴胡汤和解少阳，攻下里实，则病可愈，不应出现下利，今反下利者，是治不如法，乃医者不明其理，误用丸药攻下所致。丸药性缓力轻，但作用持久，不仅未能荡涤胃肠燥实，泻下之性却留中而致微利，故虽下利而潮热不除。

此证虽经误治，但病证未除，潮热未罢，仍为少阳兼阳明里实之证。但毕竟误下微利，正气已伤，故先用小柴胡汤以和解少阳，畅达枢机，透达表里之邪；若因燥实较甚，服汤不愈者，再以柴胡加芒硝汤以和解少阳，泻热润燥。

柴胡加芒硝汤证为邪犯少阳，枢机不利，误治伤正，化燥成实，是少阳兼阳明里实之证，治宜和解少阳，泻热去实。

本方药味组成如小柴胡汤，但加芒硝。然就其剂量而言，仅为小柴胡汤原量之1/3，加芒硝2两。其组方意义为，小柴胡汤和解少阳，运转枢机，芒硝泻热去实，软坚通便。诸药合用，共奏和解泻热之功。因药量较轻，可称为和解泄热之轻剂，用于误治正伤之少阳兼阳明的证候。

伤寒，十三日，过经谵语者，以有热也，当以汤下之。若小便利者，大便当硬，而反下利，脉调和者，知医以丸药下之，非其治也。若自下利者，脉当微厥①，今反和者，此为内实也，调胃承气汤主之。（105）

【注解】

①脉微厥：脉象非常微弱。厥，甚、极。

【解读】

伤寒13日，病仍不解，病邪则向阳明传变。发生谵语，是寒邪郁而化热，肠中有燥屎的象征。便燥是谵语之根，所以应当用汤药荡涤胃肠中的热结。患者小便自利且量多，是阳明燥热逼迫津液偏渗膀胱，而不能还人肠中，故曰"小便利者，大便当硬"。现在反而大便下利，这是不符合一般规律的，此时当参合脉象辨别虚实。如脉见"调和"，即阳明里实之脉未变，说明此"下利"并非虚证，而是前医误用热性丸药攻下所致。如果是虚寒性下利，脉象应该是微弱无力。

所以"今反和者，此为内实也"。但既经误下，胃气已经损伤，自不能再用峻剂。使用具有缓下作用的调胃承气汤，既下邪热，又和胃气，是的对之方。

太阳病不解，热结膀胱，其人如狂[①]，血自下，下者愈。其外不解者，尚未可攻，当先解其外；外解已，但少腹急结者，乃可攻之，宜桃核承气汤后云，解外宜桂枝汤。（106）

桂枝汤方

桃仁五十个（去皮尖）、大黄四两、桂枝二两（去皮）、甘草二两（炙）、芒硝二两。

上五味，以水七升，煮取二升半，去滓，内芒硝，更上火微沸，下火，先食温服[②]五合，日三服，当微利。

【注解】

①如狂：将狂而未狂。

②先食温服：即饭前温服。

【解读】

本条提示太阳病过程中可能发生蓄血症，这是因为邪未能即时外解，化热内传由气入血，热与血结于膀胱部位，淤热上于神明，因而出现神志错乱的如狂症状。《内经》早有"血在下如狂"与"血并于阴，气并于阳，故为惊狂"的记载，可见如狂是蓄血症的主症之一。所谓如狂，指狂的程度尚轻，还未达到完全亲疏不辨的地步。

由于淤血初结，血被热邪所迫，有妄行下出的可能，如果自动发生下血，则邪热可随血下出而解，这是蓄血轻症机转的一个方面。另一方面，是淤热无下行之机，那就必须使用攻下，但是必须注意表症的有无，如果表症未罢，则应当先解其表，待表解之后，而蓄血症未除，再攻其蓄血，不得先攻蓄血，以免表邪内陷而导致其他病变，这是表里症同具，里实者，治应先表后里的原则。正如《内经》所说："从外之内，而盛于内者，先治其外，而后治其内也。"因为是淤血初结，症势较轻，所以用活血逐淤的桃核承气汤。

伤寒八九日，下之，胸满烦惊，小便不利，谵语，一身尽重，不可转侧者，柴胡加龙骨牡蛎汤主之。

（107）

柴胡加龙骨牡蛎汤方

柴胡四两，龙骨、黄芩、生姜（切）、铅丹、人参、桂枝（去皮）、茯苓各一两半，半夏二合半（洗），大黄二两，牡蛎一两半（熬），大枣六枚（擘）。

上十二味，以水八升，煮取四升，内大黄切如碁子，更煮一两沸，去滓，温服一升。本云柴胡汤，今加龙骨等。

【解读】

伤寒八九日，误用下法，伤其正气，邪气乘虚而入，变证由生。邪入少阳，枢机不利，胆热内郁则胸满而烦；胆火上炎，胃热上蒸，心神被扰则惊惕谵语；三焦不利，决渎失职，膀胱气化不行则小便不利；阳气内郁，不得宣达，气机壅滞则一身尽重而难于转侧。

本证是表证误下，邪气内陷，三焦不利，表里同病，虚实互见。故治宜和解少阳，通阳泄热，重镇安神，方用柴胡加龙骨牡蛎汤。

柴胡加龙骨牡蛎汤是由小柴胡汤去甘草，加龙骨、牡蛎、桂枝、茯苓、铅丹、大黄而成。因邪入少阳，故以小柴胡汤和解少阳，宣畅枢机，扶正祛邪。加桂枝通达郁阳；加大黄泄热和胃；加龙骨、牡蛎、铅丹重镇安神；加茯苓淡渗利水，宁心安神；去甘草，免其甘缓留邪。诸药相合，寒温同用，攻补兼施，安内解外，使表里错杂之邪，得以速解。

方中铅丹虽能镇惊安神，然而本品有毒，用之宜慎，目前本品内服较为少见，可用生铁落、磁石等品代之为宜。

伤寒，腹满谵语，寸口脉浮而紧，此肝乘脾也，名曰纵[①]，刺期门[②]。(108)

【注解】

①纵：是五行相克的形式，乘其所胜曰纵，如木克土。

②期门：肝经之募穴，在乳头直下二寸处。

【解读】

腹满谵语，近似阳明腑实证，但脉搏并不沉迟实大，也没有见到燥结潮热等，所以非阳明腑实证。寸口脉象浮而紧，近似太阳伤寒表实证，但又没有头痛发热恶寒的表现，所以也不是太阳表证。

《辨脉法》中谓"脉浮而紧者，名曰弦也"。弦为肝脉，脉搏浮紧，是肝木气旺的表现。"纵"是肝胆之气放纵无制，顺势而往，克犯脾土，即"木克土"之甚

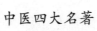

者，木土俱病，腹满谵语，可以用刺期门的方法来疏泄肝胆邪盛之气。

伤寒，发热，啬啬恶寒，大渴欲饮水，其腹必满。自汗出，小便利，其病欲解，此肝乘肺也，名曰横^①，刺期门。（109）

【注解】

①横：是五行反克的形式，反乘其不胜曰横，如木乘金。

【解读】

肺主皮毛，通调水道，下输膀胱。肺病则毛窍为之闭塞，发热、啬啬恶寒。肺失肃降，不能通调水道，下输膀胱，水气为之不利，津液不得输布，所以渴而小便不利。水液内停，脾运受阻，故腹必满。金本克木，今肺气不利反受木侮，即"肝乘肺"也。"横"，指肝气横逆亢盛。治疗也用刺期门的方法，以泄肝木。

本条有倒装文法，"自汗出，小便利，其病欲解"应置于"刺期门"之后。说明经过刺期门后，使肺摆脱肝木之侮，其宣肃功能得到恢复，毛窍通畅则汗出，水道通调则小便利，病将痊愈。

太阳病二日，反躁。凡熨①其背，而大汗出，大热入胃一作二日内烧瓦熨背，大汗出，火气入胃，胃中水竭，躁烦，必发谵语。十余日，振栗，自下利者，此为欲解也。故其汗从腰以下不得汗，欲小便不得，反呕，欲失溲，足下恶风。大便硬，小便当数，而反不数及不多。大便已，头卓然而痛②，其人足心必热，谷气③下流故也。（110）

【注解】

①熨：火疗方法之一。古人将砖石等物烧热后，包裹起来，置于体表的某一局部，以取暖发汗。后有发展，用含药物的器具，热熨取汗。

②卓然而痛：突然疼痛。

③谷气：水谷之气。此处指脾胃阳气。

【解读】

太阳病二日，邪尚在表，不当烦躁而见烦躁，故称"反躁"，显示表邪未解而里热已盛，治宜发表散寒，兼清里热，忌用辛温发汗，更忌用火法强迫发汗。

若误用熨法取汗，导致大汗出，则火热内攻，胃热津伤，里热更盛，是以烦躁益甚而发谵语。

病延十余日，火邪渐衰，津液渐复，正气欲祛邪外出，则有振傈、自下利，这是正胜邪却，病将向愈的佳

143

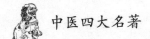

兆。此之振傈下利，其理与战汗类似。

若误火后出现上半身汗出，小便欲出不能而反失控，足部恶风，呕逆便结，此为上盛下虚之变证。阳热盛于上，故见腰以上汗出，气逆欲呕；阳气虚于下，则见腰以下不得汗，欲小便不得，时欲失溲，大便硬，足下恶风等症。

大便硬，常因水液偏渗膀胱所致，故小便当数。今大便硬，而小便不数反少，是阳热郁于上，津液不能下达所致。

一旦大便通行，阳气骤然下达，反使头上的阳气一时乍虚，故头部突然疼痛。当大便通行，阳气下达之时，原来的足下恶风就会转为足心发热。"谷气下流故也"为自注句，说明"足心必热"的原因。

太阳病中风，以火劫发汗，邪风被火热，血气流溢，失其常度。两阳①相熏灼，其身发黄。阳盛②则欲衄，阴虚小便难。阴阳俱虚竭，身体则枯燥。但头汗出，剂颈而还③，腹满微喘，口干咽烂，或不大便，久则谵语，甚则至哕，手足躁扰，捻衣摸床④。小便利者，其人可治。(111)

【注解】

①两阳：风为阳邪，火亦属阳，中风用火法，故称

144

两阳。

②阳盛：此处指阳热之邪炽盛。

③剂颈而还：从颈部以上。剂通齐。

④捻衣摸床：手指不自觉地摸弄衣物和床铺。

【解读】

太阳中风，当以桂枝汤解肌发汗，而今误用火法取汗，不仅风邪不能外解，反致火邪为害。风火相助，热势更盛，必伤其血气，而使变证丛生。气受热则动荡，血受热则流溢，气血沸腾，势必失其运行之常度。风为阳邪，火亦属阳，风火相煽，即"两阳相熏灼"。

若火毒内攻，溶其血液，则身体发黄。火热上蒸，灼伤阳络则欲衄，火热下劫，阴液匮乏则小便难。火劫发汗，既能伤津，又能耗气，气血阴阳俱虚竭，肌肤失于濡养，则身体枯燥不荣。阳热蒸迫，津液外泄，本当周身汗出，今火劫津伤，不能全身作汗，故但头汗出，剂颈而还。火热上灼则口干咽烂。燥热内结，腑气不通，浊热上攻，则腹满微喘，大便干结不下。久而不愈，热盛扰心，则生谵语；甚者胃津大伤，胃气败绝而为呃逆。

手足躁扰，捻衣摸床，神识昏糊，是热极津枯，阴不敛阳，阴阳欲离的危象。当视其津液之存亡以推断其

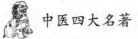

预后。若小便利者，说明阴津尚未尽亡，生机尚在，故曰"其人可治"。若小便全无，则是化源告绝，阴液消亡，预后不良。在热性病诊治过程中，以小便的有无多少，来判断预后，有重要意义。

伤寒脉浮，医以火迫劫之①，亡阳②，必惊狂，卧起不安者，桂枝去芍药加蜀漆牡蛎龙骨救逆汤主之。（112）

桂枝去芍药加蜀漆牡蛎龙骨救逆汤方

桂枝三两（去皮）、甘草二两（炙）、生姜三两（切）、大枣十二枚（擘）、牡蛎五两（熬）、蜀漆三两（洗去腥）、龙骨四两。

上七味，以水一斗二升，先煮蜀漆，减二升，内诸药，煮取三升，去滓，温服一升。本云桂枝汤，今去芍药加蜀漆、牡蛎、龙骨。

【注解】

①以火迫劫之：用火法强迫发汗。

②亡阳：此处指心阳外亡，心神浮越。

【解读】

伤寒脉浮，是病邪在表，当以麻黄汤发汗或用桂枝汤解肌。若用火法劫汗，则致大汗淋漓。心为火脏，汗为心液，汗多伤阳。心主神志，阳虚则不能养神，心神空虚无主则易浮越。加之心胸阳虚，痰浊内生，痰火扰心，于是发生惊狂、卧起不安。所以用桂枝去芍药加蜀漆牡蛎龙骨救逆汤。"救逆"者，有急救抢险的意义。

桂枝去芍药加蜀漆牡蛎龙骨救逆汤，即桂枝汤去芍药加蜀漆、龙骨、牡蛎。方中桂枝甘草辛甘，温通心阳，加龙骨、牡蛎，以潜镇浮越之神气。蜀漆有很好的涤痰开窍作用，然其腥臭有毒，易致呕吐，故而再用生姜、大枣，解毒去腥，减少蜀漆对胃的刺激，以防止呕吐等副作用的发生。

形作伤寒，其脉不弦紧而弱，弱者必渴，被火者必谵语。弱者发热脉浮，解之，当汗出愈。（113）

【解读】

形作伤寒是指其证候类似于太阳伤寒，有发热、恶寒、头身疼痛等症，然脉不弦紧而弱。这里"弱脉"是与伤寒紧脉对举而言，并非微弱之弱。"弱者必渴"和"弱者发热"两句当联系起来理解，即指其人不但脉弱，同时还有发热、口渴、脉浮等见症，当属温邪犯表之证，治宜辛凉宣散之法，故谓"解之当汗出愈"。若反误治以火发，则犹抱薪救火，助热伤津，以致发生神昏谵语等变证。

太阳病，以火熏之，不得汗，其人必躁，到经^①不解，必清血^②，名为火邪。(114)

【注解】

①到经：指病至七日，太阳一经行尽。

②清血：即便血。

【解读】

太阳病，当发汗解表。若误以火熏，不仅不得汗解，反而导致阳郁更甚，火热内攻，心神被扰，其人必躁扰不宁。

《素问·热论》有"七日巨阳病衰，头痛少愈"的记载，本论第8条也说"太阳病，头痛至七日以上自愈者，以行其经尽故也"，所以，七日则是太阳到经之日，行其经尽之期。当此之时，正气来复，驱邪外出，则其病当愈。

若"到经不解"，说明阳郁太甚，热不得从汗解，转入于里，下陷阴分，迫血妄行，发生便血。火熏不但不能解除病证，反而成了导致变证的原因，故被称为"火邪"。

脉浮，热甚，而反灸之，此为实。实以虚治，因火而动，必咽燥吐血。（115）

【解读】

脉浮，热甚，是太阳受邪，表阳闭郁，邪气因盛，故曰"此为实"。邪实在表，法当发汗以解表。今反用艾灸以助阳，其后果是逼火热内攻，火邪上逆，动血伤津，发生咽燥、吐血等变证。

艾灸之法能温阳散寒，多用于治疗里虚寒证，或寒湿病证。今脉浮而发热，不宜用灸法。热甚反灸，是用治虚之法治实证，即"实以虚治"。火热亢盛，灼伤津液，则咽喉干燥；热伤血络，迫血妄行，则见吐血。

上条与本条均是误火，而所发生的病变却不尽相同。一则阳络受伤，血上溢而为吐血；一则阴络受伤，血下出而为便血。火法所产生的病变，主要是依人的体质而异。如病人下焦阴不足，则火热易伤阴络，迫血下行而便血；如病人阳盛体质，则火热易于上炎，伤及阳络而吐血。

微数之脉，慎不可灸。因火为邪，则为烦逆，追虚逐实[①]，血散脉中[②]，火气虽微，内攻有力，焦骨伤筋[③]，血难复也。脉浮，宜以汗解，用火灸之，邪无从出④，因火而盛，病从腰以下必重而痹，名火逆⑤也。欲自解者，必当先烦，烦乃有汗而解。何以知之？脉浮，故知汗出解。(116)

【注解】

①追虚逐实：损伤不足的正气，增加有余的病邪。此处是血虚火旺，更用火法，血更虚而火更旺。正虚者益虚，邪实者更实，是谓追虚逐实。

②血散脉中：血液流溢，失其常度，即血热妄行。

③焦骨伤筋：火热内攻，阴液损伤严重，筋骨失去濡养。此处是形容火热伤阴之甚。

④邪无从出：外邪不得从汗而出。

⑤火逆：误用火法治疗，形成坏病。

【解读】

脉数而微弱，是阴虚内热之征，治宜养阴清热，千万不能使用火灸法治疗。若误用火灸，则阴血愈虚，火热更甚，火毒攻冲，必致心胸烦闷气逆。

阴液本虚，反用灸法，则更伤其阴；火热属实，反用灸法，则助长火热，其结果是阴血更虚而火势更旺。正虚者益虚，邪实者更实，即追虚逐实，使血液散乱于脉中，而受到严重损伤。在热病阴伤的状态下，灸火虽微，内攻却非常有力，它可导致阴血难复，肌肤筋骨失却濡养，形成肌肤枯燥、甚至"焦骨伤筋"的严重后果。"焦骨伤筋"是强调火热内攻，阴液损伤严重，筋骨失却濡养，形容火热伤阴至甚，不易恢复。

脉浮主表，表证宜以汗解。若误用火灸，外邪不得随汗而解，反随艾灸之火气而入里化热，邪热壅滞而致气血运行不畅，故腰以下部位沉重麻木，名曰"火逆"。

如果其脉仍浮，则说明患者正气尚盛，仍有外解之机，正邪相争，是以烦躁，烦后汗出，而邪随汗解。

火疗是古代的一种物理疗法，以其散寒止痛之功效而盛行一时。用之得当，确有较好疗效。倘若误施于其禁忌病证，则必然导致各种变证。如今临床上火疗极少，来自火逆的变证也难复见，但并不因此就失去了学习火逆诸条的意义和价值。如温燥过剂，常与火疗异曲同工；外邪传里，六淫化火，未尝不是火热之患。审证求因，贵在通常达变。火逆条文均无治法及方药，若以辨证施之，则治法可求。火逆而热盛者，必当清泄；阴伤者，法宜滋阴；血热妄行者，务须凉血止血；火毒发黄者，以泻火解毒，凉血退黄为法。

烧针①令其汗，针处被寒，核起而赤者，必发奔

豚②。气从少腹上冲心者，灸其核上各一壮③，与桂枝加桂汤，更加桂二两也。(117)

桂枝加桂汤方

桂枝五两（去皮）、芍药三两、生姜三两（切）、甘草二两（炙）、大枣十二枚（擘）。

上五味，以水七升，煮取三升，去滓，温服一升。本云桂枝汤，今加桂满五两，所以加桂者，以能泄奔豚气也。

【注解】

①烧针：就是用粗针外裹棉花，蘸油烧之，俟针红即去棉油而刺人，是古人取汗之法。

②奔豚：以猪的奔跑状态来形容患者自觉有气从少腹上冲心胸、咽喉之证，该证时发时止，发作时痛苦异常。《金匮要略》记载："奔豚病，从少腹起，上冲咽喉，发作欲死。"豚，猪。

③一壮：放艾炷于穴位上，烧完一炷为一壮。

【解读】

烧针责令出汗，汗出则腠理开泄，针处被寒，邪留不去，故针处核起而赤。又因使用的是火劫发汗，损伤心阳于上，使水寒之邪乘机上冲，引发奔豚。

治法可分两步，先在赤核处艾灸，以温散寒凝之邪；再内服桂枝加桂汤，温通心阳，平冲降逆。

本方由桂枝汤加重桂枝剂量而成。桂枝甘草辛甘合化，温通心阳而降冲逆。更用芍药配甘草，酸甘化阴以和卫阳。生姜、大枣能佐桂、甘以化生荣卫之气。诸药共奏调和阴阳，平冲降逆之效。

桂枝加桂汤是加桂枝还是加肉桂，历代医家其说不一，但从"更加桂二两"和"今加桂满五两"等可分析，还是加桂枝为是。然而从临床应用看，可根据病情灵活掌握。如有表证，驱散外邪，则加桂枝；如有阳虚，温散下寒，则用肉桂。

关于诱发奔豚的病因，大多数医家认为是感寒入里，劫汗伤阳，阳虚阴乘。《金匮要略》中认为是"从惊发得之"，即发奔豚与精神因素有关。

火逆，下之，因烧针烦躁者，桂枝甘草龙骨牡蛎汤主之。（118）

桂枝甘草龙骨牡蛎汤方

桂枝一两（去皮）、甘草二两（炙）、牡蛎二两（熬）、龙骨二两。

上四味，以水五升，煮取二升半，去滓，温服八合，日三服。

【解读】

"火逆"是误用火法导致病情恶化。再行下法,损伤中气和阴液。继而又用烧针,心阳受损,神气不宁,发生烦躁不安等证,用桂枝甘草龙骨牡蛎汤温复心阳、潜镇安神。

本条与64条都属心阳虚证,但病情轻重也有别。64条为发汗过多,损其心阳所致,以"心下悸,欲得按"为主症,故以温补心阳为治。本证因于火疗与攻下而致误,不唯心阳虚损,且加心神浮越,以"烦躁"为主症,病情重于64条,故主以补益心阳,潜镇安神,所以在桂枝甘草汤中又加入龙骨、牡蛎。

烦躁一般多见于热证,而本条提出了心阳虚见烦躁的病证,有较重要的临床意义。

桂枝甘草汤中桂枝用4两,且1次顿服,而本方桂枝仅用1两,分3次服;桂枝甘草汤中桂枝倍于甘草,但本方甘草倍于桂枝。前证心阳受损,是由峻汗所致,其势较峻,但程度较轻,其用药宜急,故用大量桂枝顿服,以峻补心阳;本证心阳受损,是由火逆复加误下,一误再误所致,其势较缓,不仅有心阳受伤,且有心神浮越,程度较前证为重,若仍用大量桂枝,恐促其已浮越之阳外散,故用药宜缓,且甘草倍于桂枝,以安定中

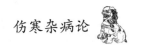

焦，并加牡蛎、龙骨潜镇安神。

太阳伤寒者，加温针，必惊也。（119）

【解读】

表实无汗的太阳伤寒证，用发汗解表，才是正治的方法，麻黄汤是首选。如果不用麻黄辛温发汗，而用烧针的方法，不但寒邪不能从外解，且易助热化火。如火热内攻，扰乱神明，则发生惊恐不安的病证。

太阳病，当恶寒发热，今自汗出，反不恶寒发热，关上脉细者，以医吐之过也。一二日吐之者，腹中饥，口不能食。三四日吐之者，不喜糜粥，欲食冷食，朝食暮吐。以医吐之所致也，此为小逆[①]。（120）

【注解】

①小逆：小的过失。此处指治疗有错误，但不严重。

【解读】

太阳病，当恶寒发热，今自汗出，不恶寒发热，知太阳病已解。脉细数，似为病传于里，但又不见少阳之往来寒热与阳明之身热恶热，是病尚未传里。

关上以候脾胃，从关上脉细数与自汗出同见，则知系因医生误用吐法所致。吐后太阳病虽解，而发越之势未尽消，故自汗出；吐后胃气受伤，故关上脉细数。

太阳病应用发汗解肌法治疗，今用吐法治疗，虽太阳病因吐得汗而解，但却造成胃气损伤的不良后果。这种治法是不合适的，故认为是医生误用吐法的过失。

发病一二日，邪气轻浅，误吐后胃阳虽受损伤，但并不十分严重，所以还知道饥饿，但究因胃气已伤，所以腹中虽饥而口不能食。

发病三四日，邪气已较为深入，误吐之后，胃阳之损伤亦较为严重，胃气虚冷，所以不喜糜粥。胃阳虚躁，所以反欲冷食。然此饮冷毕竟是假象，所以入胃之后，因胃寒不能运化，必逆而吐出，或朝食暮吐，或暮食朝吐，与胃热所致的食入即吐炯然有别。此时，若及时地给予温中和胃之剂，恢复也还不难，所以称为"小逆"。

小逆的意义：①太阳病应发汗解肌，用吐法治太阳病不妥。

②用吐法虽不妥，但吐后得汗，太阳病还是可以治好的，因吐有发越的作用，与太阳病向外之机相类。

③此朝食暮吐是胃阳损伤，胃气虚冷，后果不很严重，经调治后可以获愈。

太阳病，吐之，但太阳病当恶寒，今反不恶寒，不欲近衣，此为吐之内烦^①也。(121)

【注解】

①内烦：指内热引起的胸中烦闷。

【解读】

太阳表证，本应用汗法，使邪从肌表而解，如误用吐法，虽吐中亦有发散之意，间或能使表邪解除而不恶寒，但误吐伤及胃中津液，胃燥生热，所以有不欲近衣的内烦里热现象。本条与上一条同为误吐所致，一为胃阳虚，一为胃燥热，其治疗方法，自然亦各不同。

至于为何有的是，这取决于感受病邪的性质和患者的体质。阳弱体质易转化为胃阳虚，阴虚胃热体质易转化为胃肠燥热。

病人脉数，数为热，当消谷引食，而反吐者，此以发汗，令阳气微，膈气^①虚，脉乃数也。数为客热^②，不能消谷，以胃中虚冷，故吐也。(122)

【注解】

①膈气：膈间正气。

②客热：这里指虚阳。

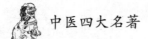

【解读】

脉数为热，脉迟为寒，这是一般规律。胃中有热，应当易饥易食。今脉数而反见呕吐，追究原因，是由于发汗不当，汗多伤阳。虚阳扰动也可见脉数，但必数而无力。

此数非实热所致，而是虚阳扰动而成，所以不能消化谷食。胃中阳虚，寒凝气逆，故而呕吐。

这一条提示，脉证均有假象，临床辨证当去伪存真，切不可被假象迷惑。

太阳病，过经十余日，心下温温欲吐①，而胸中痛，大便反溏，腹微满，郁郁微烦。先此时自极吐下②者，与调胃承气汤。若不尔者，不可与。但欲呕，胸中痛，微溏者，此非柴胡证。以呕，故知极吐下也。（123）

【注解】

①温温欲吐：自觉心中蕴郁不畅，泛泛欲吐。温通愠，心中蕴郁不适之意。

②极吐下：即大吐大下。

【解读】

太阳病，已过经10多天，不转属阳明，便转属少阳。出现心中泛泛欲吐，心烦胸中痛，腹胀满，大便溏等，形成机制非常复杂。"先此时自极吐下"是本条的辨证关键。

误吐误下，有形之实邪虽已解除，而无形的热邪未能清泄。上述病证皆因热邪结滞导致，与调胃承气汤和胃泄热，只是权宜之计。如果不是极吐下所致，则非热邪结滞，就不能用调胃承气汤治疗。

"欲呕，胸中痛，微溏"与小柴胡汤证有相似之处，张仲景恐人误认，所以特别指出不是柴胡汤证。"以呕，故知极吐下也"，是补充说明本证的辨证要点。

热病中使用极吐极下的治疗方法，容易导致阴液严重损伤，因有些热病非一时所能痊愈，需要假以时日，不能急躁冒进。素体虚弱者，更不能极吐极下，否则，必戕伤中气，甚则伤阳败胃。过分吐下后，还有可能发生其他变化，结合前面有关坏病的描述，宜"观其脉证，知犯何逆，随证治之"，准确的辨证和正确的选方是十分重要的。

太阳病六七日，表证仍在，脉微而沉，反不结胸①，其人发狂者，以热在下焦，少腹当硬满，小便自利者，下血乃愈。所以然者，以太阳随经，瘀热在里②故也，抵当汤主之。（124）

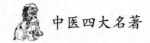

抵当汤方

水蛭（熬）、虻虫各三十个（去翅足，熬），桃仁二十五个（去皮尖），大黄三两（酒洗）。

上四味，以水五升，煮取三升，去滓，温服一升，不下更服。

【注解】

①结胸：外邪与痰、水结聚于胸膈所引起的病证。

②太阳随经，瘀热在里：太阳本经邪热，由表入里，蓄结于下焦血分。

【解读】

太阳病六七日，为表邪入里之期，即使表证仍在，也要注意脉象。若脉不浮而转为沉者，是外邪已内陷入里。内陷之邪，若结于胸膈，可以形成结胸证；若不结胸，邪陷不在中上二焦，深入下焦血分，血热互结则形成太阳蓄血证，故曰"以热在下焦"，"以太阳随经，瘀热在里故也"。

表证仍在，同时血蓄下焦，证属表里同病。表里同病者，治疗常法应该是先表后里，而本条不言先解表，直接使用攻逐之法，此乃表里同病治疗的变法，即里急者当先治里，说明此太阳蓄血证病势危急，病情严重，从病机上讲，则是血结较深，属蓄血重证。

太阳蓄血重证脉微而沉，是指脉象沉而略有滞涩，此处之微并非主虚证的微弱脉象，而是血蓄于里，瘀阻络道，血脉不利，所以脉沉而滞，甚则脉象沉结。病人表现出典型的狂躁症状，较桃核承气汤证"如狂"者严重，说明热在血分，瘀热直接上攻于心，心神被扰，神志错乱。少腹硬满，为邪热与瘀血结于下焦所致。"硬"是客观体征，医者触按时有坚硬抵触的感觉；"满"是自觉症状，患者自觉胀满不舒。小便自利，提示病在下焦血分，膀胱气化功能未受影响。

太阳蓄水证与太阳蓄血证，其病证均为太阳表邪循经入里，出现少腹硬满。前者病在气分，膀胱气化不利，水湿内停，小便不利；后者病在血分，血热互结，扰乱神志，但小便自利。所以小便利与不利，有无精神症状，既是太阳蓄水证与太阳蓄血证的鉴别要点，也是太阳蓄血证的辨证要点。

本条中使用了倒装文法，"抵当汤主之"应接在"下血乃愈"之后。"所以然者，以太阳随经，瘀热在里故也"为自注句，说明太阳蓄血形成的病因病机。

本证瘀热互结，为蓄血的危急重证，即使表证未解，也应急救其里，治以破瘀结、泻血热，方用抵当汤。

抵当汤由水蛭、虻虫、大黄、桃仁四味药组成。大黄、桃仁为植物药，大黄可入血分，泻热逐瘀，推陈致新；桃仁活血化瘀以滑利。水蛭、虻虫为虫类药，其药性峻猛，直入血络，善破瘀积恶血。四药相合，为破血逐瘀之峻剂。

太阳病，身黄，脉沉结，小腹硬，小便不利者，为无血也。小便自利，其人如狂者，血证谛①也，抵当汤主之。(125)

【注解】

①谛（dì）：证据确凿。

【解读】

太阳病是言其表证还有，但已经发生身黄，且脉沉结，小腹硬，其人如狂，显示里热已经非常严重，并已深入血分，热毒与阴血相搏结，影响血液的正常运行，并扰乱心神，导致病人出现神志症状。治当攻逐瘀热，用抵当场。

本条脉证与上条大致相同，少腹硬满，小便自利，如狂，脉沉结，都是瘀热结聚下焦的表现。由于瘀热结滞血脉，营气不能正常敷布，可见身目发黄。但此发黄必须与湿热发黄相鉴别。湿热发黄，当小便不利，其人不狂，治以茵陈蒿汤。今小便自利，说明此身黄与水湿无关，且见如狂，则蓄血证确信无疑，故曰"血证谛也"。

伤寒有热，少腹满，应小便不利，今反利者，为有血也。当下之，不可余药①，宜抵当丸。（126）

抵当丸方

水蛭二十个（熬）、虻虫二十个（去翅足，熬）、桃仁二十五个（去皮尖）、大黄三两。

上四味，捣分四丸，以水一升，煮一丸，取七合服之。晬②时当下血，血不下者更服。

【注解】

①不可余药：药液和药渣一同服下。

②晬（zuì）时：一昼夜的时间。

【解读】

伤寒有热是表证仍在，表邪不解，每多循经入里，病见少腹满。若为蓄水所致，则应小便不利。今小便反利，可以推知是下焦蓄血。治当攻下瘀热，用抵当丸。

因本证仅见"少腹满"，未见少腹硬，也未见如狂或发狂，说明其病情不急，故治以丸剂，减量缓攻。

抵当丸所用药物与抵当汤相同，其中水蛭、虻虫已减 1/3，且 1 剂分 4 丸，每次仅服 1 丸，所以 1 次服用

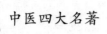

量较抵当汤为小。加之以汤改丸，故其破血作用相对缓和。服药采取"煮丸之法"，连药渣一并服下，故云"不可余药"。大陷胸丸和理中丸亦是采用这种煎服法，值得研究和重视。

因丸药性缓，其下瘀血之力比汤药和缓而作用持久，故服药后"晬时当下血"。若不下者可再服。

太阳病，小便利者，以饮水多，必心下悸。小便少者，必苦里急①也。（127）

【注解】

①里急：少腹急迫不舒。

【解读】

太阳病患者，因饮水过多，造成水气内停。若水停中焦，则小便通利而心下悸，参照73条原文，可与茯苓甘草汤。若水停下焦，则小便不利而苦里急，即小腹拘急，治当用五苓散。

问曰：病有结胸，有脏结①，其状何如？答曰：按之痛，寸脉浮，关脉沉，名曰结胸也。（128）

【注解】

①脏结：脏气虚衰、阴寒凝结的病证。

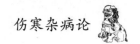

【解读】

结胸与脏结是两类不同性质的证候，结胸证是邪气与痰水结聚于胸膈引起，虽有寒热之分，但以热证为多。本条提出结胸"按之痛，寸脉浮，关脉沉"等为热实结胸的脉证特点。

邪热与有形之痰水相结于胸脘，所以胸脘部按之则痛；寸脉候上，脉浮说明阳热在胸；关脉主中，关脉沉，说明痰水结于中。寸浮关沉，反映了热与痰水相结的病机。因邪结而正气不虚，脉必沉而有力。

脏结证是脏气虚衰、阴寒凝结所导致，属虚、属阴、属寒。因两者在临床表现有相似之处，故需加以鉴别。脏结的脉证在下一条中叙述。

何谓脏结？答曰：如结胸状，饮食如故，时时下利，寸脉浮，关脉小细沉紧，名曰脏结。舌上白胎滑①者，难治。（129）

【注解】

①舌上白胎滑：舌上苔白而滑。

【解读】

脏结证也具有心下硬满疼痛的表现，犹如结胸的状态。因脏结是邪结在脏，胃腑无实邪阻滞，所以"饮食如故"，与结胸之不能食迥异。因脏结为阴，邪结在脏，阳虚有寒，故其人能食而时时下利；中州有寒，故关脉小细沉紧。然邪由表入，故寸脉亦浮。

从脉证可知脏结证属脏气虚衰，寒邪内结之证。脏结寒凝，若见舌上白胎而滑，则知气寒津凝，里阳已衰，而人结之邪更为深重，故对其凝结，则非攻不可。然脏气先虚，早已下利，而又不任其攻，故攻补两难，故云"难治"。但难治不等于不治，临床尚可采用温阳散寒之法。

脏结无阳证①，不往来寒热（一云寒而不热），其人反静，舌上胎滑者，不可攻也。（130）

【注解】

①阳证：发热、口渴等热象。

【解读】

脏结无发热、口渴、心烦等阳热证候，也不见往来寒热的少阳证。"其人反静"，谓无阳明病的烦躁证，排除了病在六腑的可能，进一步证实脏结病在五脏，证属阴寒的病理机制。舌苔白滑更是阳虚寒凝的确据，所以脏结虽有似结胸证之心下硬满疼痛的表现，但也不能治

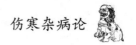

以攻法。

此证张仲景未出方治，有的注家提出用理中汤加枳实，以理中汤温补中阳，以枳实破气散结，可资参考。

病发于阳，而反下之，热入因作结胸；病发于阴，而反下之一作汗出，因作痞①也。所以成结胸者，以下之太早故也。结胸者，项亦强，如柔痉②状，下之则和，宜大陷胸丸。（131）

大陷胸丸方

大黄半斤、葶苈子半升（熬）、芒硝半升、杏仁半升（去皮尖，熬黑）。

上四味，捣筛二味，内杏仁、芒硝，合研如脂，和散，取如弹丸一枚，别捣甘遂末一钱匕，白蜜二合，水二升煮取一升，温顿服之，一宿乃下，如不下，更服，取下为效，禁如药法。

【注解】

①痞：心下如物填塞，胀闷不舒。

②柔痉：汗出而项背强直，角弓反张。亦作柔痉。

【解读】

胃阳素旺，体质较强之人，若兼有水饮留滞，患表病而误下后，邪热内陷，与水饮相搏，结于胸膈，易成结胸证。胃阳不足，体质较弱之人，患表病而误下后，胃气愈伤，邪气内陷，结于心下，易成痞证。

结胸、痞证之形成，既有因误下而致者，也有未因误下，邪气内入而成者，临床但以脉证为凭。表证下之太早，引邪入里，热入因作结胸。痞证因为体质较差，胃阳不足，无可下之理，故无下早下迟之说。

凡结胸证，必心下硬满疼痛。此处言"结胸者，项亦强，如柔痉状"，据此可知，本条所言之结胸证，除有心下硬满疼痛之外，尚有颈项强直、俯仰不能自如、汗出等类似柔痉的临床表现。是因热与水结而病位偏高，邪结高位，项背经脉受阻，津液不布，经脉失其所养所致，尚可见短气喘促等肺气不利之证。由于邪热内陷，蒸腾水液外泄，故见汗出。治以大陷胸丸攻逐水热，水热既去，心下硬满疼痛等证自可解除；津液通达，水精四布，则项部亦转柔和，故曰"下之则和"。

大黄、芒硝、甘遂三药相伍，名为大陷胸汤。今变汤为丸，又加葶苈、杏仁、白蜜而为大陷胸丸。方中大黄、芒硝、甘遂合用，相辅相成，既可攻下邪热，又能荡涤积聚之痰水，此为本方之主要药物。因本证之邪结病位偏高，肺气不利，故加用葶苈以泻肺，杏仁以利肺，务使肺气通利，水之上源宣达畅通，有利于高位水饮诸邪的解除。

大黄、芒硝、甘遂，药性峻利，但本方芒硝、大黄、葶苈子、杏仁四药，取如弹丸1枚，用量较小，甘遂与诸品同煮，加上白蜜的应用，可减缓峻烈的药性，攻下不致过猛，可免药过病所。

结胸证，其脉浮大者，不可下，下之则死。（132）

【解读】

结胸证脉当沉实有力，与心下硬满疼痛并见，方为脉证相符，攻下才可无虞。若结胸证脉见浮大无力，则是正虚邪盛之候，不顾正虚而妄下之，则犯虚虚之戒，以致正气衰亡，故曰"下之则死"。

临床也有结胸证脉浮为邪盛于表而未全入里者。若其人脉浮为表邪未解，大脉则是里实未成。这种浮大之脉，反映了表邪未尽，里邪未实，则不宜过早攻下。

结胸证悉具，烦躁者亦死。（133）

【解读】

大结胸的证候皆备，如心下痛，按之石硬，甚则从心下至少腹硬满而痛，或不大便，或舌上燥而渴，日晡小有潮热等，这反映了水热胶结，邪气盛实，病情已重。又见烦躁不安，甚则躁扰不宁，是邪结已深，正不胜邪的表现。邪盛正衰，真气散乱，攻之则正气不支，不攻则邪实不去，进退两难，预后不良。

烦躁有虚实之别，结胸早期，正气不虚，邪热互结，阳热内盛，正邪相争激烈，可见烦躁，此时当用大陷胸汤，因势利导，泻热逐水则愈。"结胸证悉具"之时，病情十分严重，若出现烦躁，则属于正不胜邪，真气散乱，神不守舍的危候，预后尤其凶险，所以说"烦躁者亦死"。

上两条强调结胸之证不能下之过早，不应下而早下，会使邪陷正伤；本条意指结胸证治当及时，待病形悉具，再议治疗则为时已晚。前后条文联系体会，其义较为完备。从中可以吸取教训，临床诊治疾病，既要谨慎行事，脉证合参，在确保辨证无误的情况下，再予治疗。亦应果断行事，抓住治疗时机，防止延误病情而失治。

太阳病，脉浮而动数，浮则为风，数则为热，动则为痛，数则为虚。头痛发热，微盗汗出，而反恶寒者，表未解也。医反下之，动数变迟，膈内拒痛（一云头痛）即眩。胃中空虚，客气①动膈，短气躁烦，心中懊，阳气②内陷，心下因硬，则为结胸，大陷胸汤主之。若不结胸，但头汗出，余处无汗，剂颈而还，小便不利，身必发黄。大陷胸汤。（134）

大陷胸汤方

大黄六两（去皮）、芒硝一升、甘遂一钱匕。

上三味，以水六升，先煮大黄，取二升，去滓，内芒硝，煮一两沸，内甘遂末，温服一升，得快利，止后服。

【注解】

①客气：此处指外来邪气。

②阳气：此处指表邪而言，不是指正气。

【解读】

太阳病，脉浮而动数，浮主风邪在表，动为阴阳相击，动而不已，正被邪侮则痛。数为阳热，今动、数、浮脉并见，为风邪在表，内无实邪，故数则为虚，头痛发热，病在表，表气虚，故微微似盗汗出，医不解表，表里不澈，故反恶寒，表未解之故；医不解表，反下之，邪气陷于内，结于胸膈，其动数之脉变为迟，乃本气虚败，表邪内陷，正邪相争于膈间，故膈内痛。

下后中气虚，客气动膈，升降被阻，呼吸短促，躁扰不安，心中懊恼。心下硬者，为阳热逆于里，造成结胸，宜大陷胸汤，下其热结。若下后不结胸，头上汗出，余处无汗，剂颈而还者，谓之汗出剂颈而环，边缘整齐，无蚕蚀之状。小便不利者，因误下热入胃中，与湿凝聚，则热不得外越。小便不利，身必发黄，下伤脾胃，湿热不能运化，故不得从小便解，所以汗出不澈，小便亦不畅，邪热郁蒸，身必发黄。

伤寒六七日，结胸热实①，脉沉而紧，心下痛，按之石硬者，大陷胸汤主之。(135)

【注解】

①结胸热实：指结胸证的性质属热属实。

【解读】

误下而成结胸，不是绝对的。一是误下后不一定都成结胸，已如上条所述；二是误下并非是结胸形成的唯一条件。本条伤寒六七日，虽未经误下，但治不及时，以致邪热内陷与水相结，同样成为结胸证。沉脉候里主水，紧脉为实主痛，皆是热实结胸当见之脉。患者自觉心下疼痛，触按其病位，则有"石硬"之感，即上腹部腹肌紧张坚硬。结胸主脉主证已具，是大陷胸汤的主治病证。

伤寒十余日，热结在里，复往来寒热者，与大柴胡汤。但结胸，无大热①者，此为水结在胸胁也，但头微汗出者，大陷胸汤主之。（136）

大柴胡汤方

柴胡半斤、枳实四枚（炙）、生姜五两（切）、黄芩三两、芍药三两、半夏半升（洗）、大枣十二枚（擘）。

上七味，以水一斗二升，煮取六升，去滓再煎，温服一升，日三服。一方加大黄二两，若不加，恐不名大柴胡汤。

【注解】

①无大热：指外表无大热。

【解读】

伤寒十余日不愈，病邪入里化热，热结在里，已现阳明腑实。又见往来寒热，邪仍稽留在少阳，病属阳明热结而兼少阳不和，也即少阳阳明俱病，理当二经同治，用大柴胡汤和解少阳，泻下阳明。

伤寒十余日不愈，病邪入里化热，阳邪内陷，热与水互结在胸膈，而成结胸之证。虽有发热现象，但无少阳往来寒热，也无阳明蒸蒸大热，而上"但头微汗出"，周身无汗，此乃热郁水中，不能向外透越所致。治疗宜用大陷胸汤泻热逐水破结。

泻热逐水破结是治疗热实大陷胸汤证的主要治则。因结胸为水热互结之证，热入是结胸之因，水结是结胸之本。无热则不成结胸，无水也不成结胸。栀子豉汤系热留胸膈并无水结，十枣汤虽有心下痞硬满，胁下痛之证，但为悬饮，主要饮邪为病，并无热象。本条"水结在胸胁"却与热实有关，所以必须泻热逐水破结。

大柴胡汤证既是阳明热结在里，可能见有心下痞满而痛，少阳受邪，枢机不利，可能见有胸胁苦满等证。这些证候与结胸有相似之处，可从其热型、疼痛部位，以及腹诊情况等几个方面，进行鉴别比较。

太阳病，重发汗而复下之，不大便五六日，舌上燥

而渴，日晡所小有潮热（一云日晡所发）心胸大烦，从心下至少腹硬满而痛，不可近者，大陷胸汤主之。（137）

【解读】

太阳病重发汗，伤其津液；而复下之，邪热内陷入里。津伤胃燥，故五六日不大便，舌上燥而渴，又见日晡所小有潮热，是阳明里实。从心下至少腹硬满而痛不可近，病变范围广，胀满疼痛严重，按之石硬，甚则痛不可近，拒绝触按，显系误下邪陷，邪热入里，与胸腹间的痰水凝结，形成大结胸证。本证是热实结胸兼阳明腑实。结胸、腑实，孰轻孰重，孰急孰缓？当从证候分析：腹痛范围从心下至少腹，较之阳明腑实的绕脐痛为广；腹痛性质是硬满而痛不可近，较之阳明痞满而痛更为严重。其热型是"小有潮热"，尚不及阳明的壮盛之势。由此可见，本证结胸重而急，腑实轻而缓。

用大陷胸汤治疗，既可逐水破结，又可攻下燥热，一举两得，最为适宜。而承气汤仅能泻下阳明之燥热，却无逐水开结之能，若用于大结胸兼阳明腑实证，虽肠胃之燥热可下，但胸腹间水饮之邪难除，故非其治也。

以上数条，论述了大结胸证的辨证和治疗。脉沉紧有力，心下硬满疼痛，按之石硬，是其脉证特点。邪热

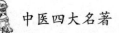

与水饮相结于胸膈，病位或偏于上，或旁及于胁，或涉及腹部。病偏于上见项强者，必须与柔痉相区别；旁及于胁者，应该与少阳阳明证鉴别；波及于全腹者，又当与阳明腑实相区别。

小结胸病，正在心下，按之则痛，脉浮滑者，小陷胸汤主之。（138）

小陷胸汤方

黄连一两、半夏半升（洗）、栝蒌实大者一枚。

上三味，以水六升，先煮栝蒌，取三升，去滓，内诸药，煮取二升，去滓，分温三服。

【解读】

小结胸病是与前述之大结胸病对比而言。本证病变范围小，病情比较轻，病势相对缓，症状不严重。"正在心下"是与大陷胸汤证"从心下至少腹硬满而痛不可近"对比。"按之则痛"是与"膈内拒痛"、"痛不可近"对比。

本证在病变范围和疼痛程度方面都比大陷胸汤证轻缓，按之始痛，不按不痛。脉浮滑主阳热浮盛，痰热互结。其病机与大陷胸汤证之热与水结在胸胁对比，则是痰与热结于心下，治以小陷胸汤。

小陷胸汤具有辛开苦降、清热涤痰散结之功。其中黄连苦寒，能泻心下热结；半夏辛温，善涤心下痰饮；瓜蒌实甘寒滑润，能荡热涤痰、导痰开结，并能助黄连清热，协同半夏化痰。三药配合，相得益彰，使痰热各自分清，结滞得以开散。

本方与大陷胸汤相比，则有大小、缓急之分。本证黄连之清泄热结，轻于大黄之泻热破结；半夏之化痰开结，缓于甘遂之涤痰逐水；瓜蒌实之清热润下，轻于芒硝之软坚泻实，故本方较大陷胸汤为缓。

小结胸证与大结胸证皆为热实结胸，但邪结有深浅，证候有轻重，病势有缓急，病位有大小。大结胸证是热与水结，病位在心下至少腹，证见硬满疼痛，脉见沉紧，证重势急，所以治疗当泻热逐水，用大陷胸汤。小结胸证是热与痰结，正在心下，证见按之则痛、脉见浮滑，证轻势缓，所以治疗当清热涤痰，用小陷胸汤。

太阳病，二三日，不能卧，但欲起，心下必结，脉微弱者，此本有寒分①也。反下之，若利止，必作结胸；未止者，四日复下之，此作协热利②也。(139)

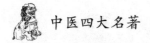

【注解】

①寒分：此处作水饮解。

②协热利：夹表邪而下利。

【解读】

太阳病二三日，出现不能卧，但欲起的证候，是心下邪气结滞。卧则气滞更甚，而起立活动可有所缓解。本病一是有太阳未解之表证，二是有邪结心下之里证。脉象微弱，是阳气虚弱的反映。阳气亏虚，以致水饮不化，停于心下，是所谓"此本有寒分也"。

证属阳虚饮停气滞，兼表邪不解，治宜温阳化气利水兼解表邪。不当下而下，故谓之"反"。若误下，不但表邪不解，而且阳气更虚，水寒浸渍于肠，必作下利。下利的同时又见表证的发热，是谓"协热利"。

下利性质属寒，若下利自止，说明病性由寒转热，是因误下后外邪化热内陷，与水饮相结的缘故。水热互结，下利止，而结胸成，故曰"若利止，必作结胸"。

太阳病，下之，其脉促，　作纵，不结胸者，此为欲解也。脉浮者，必结胸。脉紧者，必咽痛。脉弦者，必两胁拘急。脉细数者，头痛未止。脉沉紧者，必欲

呕。脉沉滑者，协热利。脉浮滑者，必下血。（140）

【解读】

本条以脉测证，论述太阳病误下后的变证。古今注家多有存疑，《医宗金鉴》对原文修改为："其脉促"改为"其脉浮"；"脉浮者"改为"脉促"；"脉紧者"改为"脉细致"，"脉细致者"改为"脉紧"；"脉浮滑者"改为"脉滑数"。

太阳表证误下后，若其脉浮，是邪仍在表而未入里，故不作结胸，因表邪以微，所以"此为欲解也"。其脉促者，是阳热过盛、邪欲入里有结滞之势，所以"必结胸也"。若脉见细致，是阴伤而有虚热，故"必咽浦"。脉弦，为少阳之脉，少阳经气不和，故"两胁拘急"。脉紧主寒，太阳表寒未解，故头痛未止。沉脉主里，脉沉紧里有寒，胃气受寒上逆，故"必欲呕"。沉脉主里，滑脉主热，脉沉滑者表邪未解，下陷化热，热迫大扬，故作"协热利"。脉滑数为里有邪热，热伤阴络，故大便下血。

病在阳，应以汗解之，反以冷水噀①之，若灌之，其热被劫不得去，弥更益烦，肉上粟起，意欲饮水，反

179

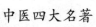

不渴者，服文蛤散。若不差者，与五苓散。寒实结胸，无热证者，与三物小陷胸汤，白散亦可服。一云与三物小白散。（141）

文蛤散方

文蛤五两

上一味为散，以沸汤和一方寸匕服，汤用五合。

五苓散方

猪苓十八铢（去黑皮）、白术十八铢、泽泻一两六铢、茯苓十八铢、桂枝半两（去皮）。

上五味为散，更于臼中杵之，白饮和方寸匕服之，日三服，多饮暖水，汗出愈。

白散方

桔梗三分、巴豆一分（去皮心，熬黑，研如脂）、贝母三分。

上三味为散，内巴豆，更于臼中杵之，以白饮和服，强人半钱匕，羸者减之。病在膈上必吐，在膈下必利。不利，进热粥一杯。利过不止，进冷粥一杯。身热皮粟不解，欲引衣自覆，若以水噀之洗之，益令热劫不得出，当汗而不汗则烦。假令汗出已，腹中痛，与芍药三两，如上法。

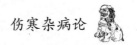

【注解】

①以冷水噀（xùn）之：用冷水喷洒。噀，喷出口。

【解读】

同是水寒之邪，一则水寒在外而郁遏表阳，一则水寒在内而相结于中，所以同条论述，以资比较。

病在阳，应以汗解之，指太阳表症，当用汗法以解除在表之邪，今当汗不汗，反以冷水潠灌，非但表不得解，反使腠理更加闭郁，而发热更不得去，所以说，其热被劫不得去。由于寒水潠灌，腠理愈闭，邪不去而阳更郁，因而心烦更甚，弥、更、益叠用，意在形容烦的程度严重。寒主收引，水寒外束肌肤，所以肉上粟起。意欲饮水由于烦甚，但里无燥热，所以反不渴，这是表阳郁遏致烦与里热伤津之烦的鉴别要点。水寒郁遏表阳，所以治宜文蛤散。假如用文蛤散未效，再用通阳化气的五苓散。这是一症二法，可根据病情灵活选用。

寒实结胸，指结胸症的性质属寒属实，与热实结胸完全相反，既名结胸，自是具有心下硬痛等症，所以省略未提，与热实结胸的主要区别是"无热证"，那么，口中不干不燥，舌苔白腻滑润，脉象沉迟等寒症自不言而喻，也就无须赘举了。既然是寒与痰水相结，故宜三

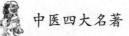

物白散以逐水祛寒破结。"小陷胸汤"四字应是衍文，不必深究。其实早在唐代孙思邈所著的《千金翼方》已经直接写作"三物小白散"。宋代庞安常所著的《伤寒总病论》与朱肱所著的《类证活人书》均作三物白散，庞氏并且明确断言"小陷胸者非也"。明清许多注家对此仍然多方曲解，未免徒乱人意。

太阳与少阳并病，头项强痛，或眩冒，时如结胸，心下痞硬者，当刺大椎第一间①、肺俞②、肝俞③，慎不可发汗。发汗则谵语，脉弦，五日谵语不止，当刺期门。(142)

【注解】

①大椎第一间：在第七颈椎和第一胸椎棘突之间。

②肺俞：当第三第四胸椎横突之间，在脊外方一寸五分。

③肝俞：当第九第十胸椎横突之间，在脊外方一寸五分。

【解读】

太阳病未罢，又出现少阳病，谓之太阳少阳并病。头项强痛是病在太阳，头目眩冒为少阳病见证。少阳之气疏泄不利，故心下痞塞硬满，有时郁结较甚者，还可发生疼痛，犹如结胸之状。证属太少并病，不能仅用治太阳病之汗法，此时刺大推、肺俞以解肌表之邪，刺肝俞以解少阳之热。

三穴同刺，可治太阳少阳之并病。若误汗，则徒伤津液，少阳之邪热更重，热盛神昏而发生谵语。这种谵语与阳明谵语不同，脉弦为鉴别要点，所以谵语与脉弦并提。五日，谵语不止者，说明少阳邪热炽盛，故刺期门穴以治之。期门是肝之募穴，刺之则木火得泄，木火除则谵语自止。

妇人中风，发热恶寒，经水适来，得之七八日，热除而脉迟身凉，胸胁下满，如结胸状，谵语者，此为热入血室①也，当刺期门，随其实而取之。（143）

【注解】

①血室：子宫。有的认为是肝脏，有的认为是冲脉。此病多见于月经期，自然与子宫关系密切，但其病理机制也与肝脏、冲脉相关。

【解读】

妇人中风，发热恶寒，时至七八日，适值经血来潮，血室空虚，表邪乘虚而入。外邪入内，所以表热退而身凉。脉迟，说明气血涩滞，邪有所结。冲脉起于胞宫，夹脐上行至胸中；肝为藏血之脏，主疏泄。

热入血室，热与血结，冲脉及足厥阴之脉经气壅滞，故见胸胁下满，甚或疼痛，犹如结胸状。心主血，血热上扰心神，则谵语。通过针刺肝之募穴期门，以泄肝经邪热，则血室之热可解。

妇人中风，七八日，续得寒热，发作有时，经水适断者，此为热入血室，其血必结，故使如疟状，发作有时，小柴胡汤主之（144）。

小柴胡汤方

柴胡半斤、黄芩三两、人参三两、半夏半升（洗）、甘草三两、生姜三两（切）、大枣十二枚（擘）。

上七味，以水一斗二升，煮取六升，去滓，再煎取三升，温服一升，日三服。

【解读】

妇人感受外邪，时至七八日，恶寒发热不再同见，而是间歇发作有时，恰在此时，经水突然中止，即月经不当断而断，此为热入血室、热与血结所致。血室血

184

结，影响肝胆之气不利、少阳之气不和，故而寒热休作有时，犹如疟状。治以小柴胡汤清解少阳邪热，助正达邪。

根据一些注家意见，考虑到本证有经水适断，其血必结的病变特点，在治疗时应在小柴胡汤清解少阳、疏达气机的基础上酌加牡丹皮、生地黄、红花、桃仁等活血凉血之药，较之单纯小柴胡汤疗效为好。

妇人伤寒发热，经水适来，昼日明了，暮则谵语，如见鬼状者，此为热入血室。无犯胃气及上二焦，必自愈。（145）

【解读】

妇女患伤寒发热，正值经水来潮，此时血室空虚，外邪容易乘虚侵入，热与血结形成热入血室证。热入血室除了可见胸胁下满如结胸状，或寒热发作有时等证，还会出现神志症状。因热在血分，不在气分，气属阳，血属阴，所以"暮则谵语，昼日明了"，即入夜则神识昏愦而谵语，白天神识清楚。这种谵语非阳明燥实，不可用攻下之治。邪不在表，亦不在胸，所以也禁用发汗及涌吐之法。"无犯胃气及上二焦"，就是告诫医生，不能用汗、吐、下三法。此证与热入血室的"经水适断"不同，其经水适来而血不断，邪热有可能随血外泄而解，故云"必自愈"。当然若血泄不畅，邪热不解，自可参照上两条之治。

《伤寒论》中关于热入血室的条文共4条。上述三条热入血室证，皆明言是"妇人"之病。阳明病篇还有1条热入血室证，因未言"妇人"，有人以此为由，提出男子也有本证，也因此对血室一词，除"子宫"以外，还有解释为"肝"和"冲脉"的。我们认为"血室"就指胞宫，肝及冲脉生理上相关，所以热入血室可见肝及冲脉的病理反应。热入血室证当是妇女所独有，多见于月经期，也可见于产后。张仲景在阳明病篇中不言本证为"妇人"病是属省文，因在此之前的太阳病篇中"热入血室"已明确指出是妇人之病，所以在阳明病篇的"热入血室"中自可略而不提。

伤寒六七日，发热微恶寒，支节烦疼①，微呕，心下支结②，外证未去者，柴胡桂枝汤主之。(146)

柴胡桂枝汤方

桂枝一两半（去皮）、黄芩一两半、人参一两半、

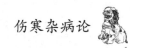

甘草一两（炙）、半夏二合半（洗）、芍药一两半、大
枣六枚（擘）、生姜一两半（切）、柴胡四两。

上九味，以水七升，煮取三升，去滓，温服一升。
本云人参汤，作如桂枝法，加半夏、柴胡、黄芩，复如
柴胡法。今用人参作半剂。

【注解】

①支节烦疼：支节指四肢关节，烦疼说明疼痛
之甚。

②心下支结：心下胃脘胀满并向两侧胁肋部支撑的
感觉。

【解读】

伤寒六七日，证见发热微恶寒，肢节烦疼，属于太
阳表证未解。此时又见轻微呕呃、胃脘胀满，支撑胸
胁，是少阳疏泄不利，气机郁滞，胃气上逆所致，说明
病已部分进入少阳。先病太阳，其邪未解，又病少阳，
太少先后发病，故属于太少并病的范围。治用柴胡桂枝
汤双解两经之邪。

柴胡桂枝汤，即取用小柴胡汤与桂枝汤各药物一半
剂量，合成新方。意在用桂枝汤外解太阳之邪，以治发
热微恶寒、肢节烦疼；用小柴胡汤内和少阳枢机，以治

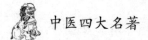

微呕、心下支结。合方使用，使太阳少阳之邪并解。

伤寒五六日，已发汗而复下之，胸胁满微结，小便不利，渴而不呕，但头汗出，往来寒热，心烦者，此为未解也，柴胡桂枝干姜汤主之。（147）

柴胡桂枝干姜汤方

柴胡半斤、桂枝三两（去皮）、干姜二两、栝蒌根四两、黄芩三两、牡蛎二两（熬）、甘草二两（炙）。

上七味，以水一斗二升，煮取六升，去滓，再煎取三升，温服一升，日三服。初服微烦，复服汗出便愈。

【解读】

伤寒五六日，已用发汗，但邪气未解，是汗不得法，此时表未解，仍应发汗解表，若用下法攻里，是为误治，引邪入里。邪传少阳，故胸胁满、往来寒热、心烦。胸胁满而"微结"，提示与小柴胡汤证存在着不同的病理机制。因与小便不利同见，说明其不但有气机郁滞，而且有水饮停积。

少阳枢机不利，三焦决渎失职，水道不畅，则见小便不利；气不化津，津不上承，而见口渴；水饮不化，；少阳邪热不得外泄而上蒸于头，故头汗出，而身无汗；

188

邪气不及于胃，所以不呕。治疗用柴胡桂枝干姜汤，一则清解少阳枢机之邪，二则助气化以生津液。

柴胡桂枝干姜汤由小柴胡汤加减而成。柴胡、黄芩作为主药，仍用于清解少阳半表半里之邪，因津伤口渴而不呕，故去半夏加天花粉（栝蒌根），生津胜热以止烦渴；枢机不利，水饮停积，而胸胁满微结，故去人参、大枣，加牡蛎软坚散结，桂枝配干姜，通阳化饮以行三焦。诸药相伍，可使少阳得和，枢机畅利，气化以行，阳生津复，诸证悉愈。方后注云"初服微烦，复服汗出"，这是药后阳达津布之象，为正复邪却的反映。

《金匮要略·疟疾篇》柴胡姜桂汤的药物与本方完全一样，用以治疗疟疾寒多热少或但寒不热者。

伤寒五六日，头汗出，微恶寒，手足冷，心下满，口不欲食，大便硬，脉细者，此为阳微结①，必有表，复有里也。脉沉，亦在里也。汗出为阳微，假令纯阴结②，不得复有外证，悉入在里，此为半在里半在外也。脉虽沉紧，不得为少阴病，所以然者，阴不得有汗，今头汗出，故知非少阴也，可与小柴胡汤。设不了了者，得屎而解。（148）

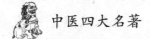

【注解】

①阳微结：大便硬结不甚。阳微结，与阳结相对而言，谓热结犹浅。

②纯阴结：脾肾阳虚，阴寒凝结而大便不通。

【解读】

本条从"伤寒五六日"至"复有里也"，是论述阳微结的脉症及阳微结的病机特点。但是这些脉症，颇似阴症、虚症、寒症，较难确诊，因而接着反复讨论，指出了辨证的关键——头汗出，以阴不得有汗，据以推断症属阳微结，不是少阴的纯阴结。微恶寒，手足冷，是阳郁于里不得外达，脉沉细或沉紧，也是因阳郁于里而脉道滞塞，不是阳虚里寒。

既然已排除了里虚寒的阴结，那么，自应属于里实热的阳结了。但是大便虽硬，却无潮热腹满痛等症，仅见心下满，口不欲食，可见只是胆胃气滞的阳微结症。最后在明确诊断的前提下，作出针对性的治法，可与小柴胡汤。这是因为小柴胡汤和解枢机，不仅能和表里，而且能调经府，恢复胃气和降功能的作用，所以药后自能结开便通而愈。假使药后大便未通，症情还没有完全消除，所谓"不了了"，是指已经获效，但病情尚未完

190

全解除的意思，只要大便一通，则自然痊愈，示人不必改弦易辙而投其他下剂，以免诛伐无过。

当然，也不能认为绝对禁下，在小柴胡汤中酌加一些泻下药物，也是可以的。关于"必有表，复有里"与"半在里半在外"，皆是对举之词，意在说明阳微结症的病机特点，热虽结于里但病势轻浅，所以既不可发汗，也不可攻下，更不能表里同治，只宜用小柴胡汤和解少阳枢机。因此，不应理解为表里症同具，更不能理解为一半表症与一半里症。

伤寒五六日，呕而发热者，柴胡汤证具，而以他药下之，柴胡证仍在者，复与柴胡汤。此虽已下之，不为逆，必蒸蒸而振，却发热汗出而解。若心下满而硬痛者，此为结胸也，大陷胸汤主之。但满而不痛者，此为痞，柴胡不中与之。宜半夏泻心汤。（149）

半夏泻心汤方

半夏半升（洗），黄芩、干姜、人参、甘草（炙）各三两，黄连一两，大枣十二枚（擘）。

上七味，以水一斗，煮取六升，去滓，再煎取三升，温服一升，日三服。须大陷胸汤者，方用前第二

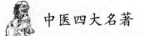

法。一方用半夏一升。

【解读】

伤寒五六日，出现呕而发热，是少阳病的表现，已具备使用小柴胡汤的条件。医者不用小柴胡汤和解，反以他药泻下，属于误治，可能会出现多种情况。

误下后的第一种表现是，病证未发生变化，柴胡证仍在。这时还可以使用小柴胡汤。此误下尚未造成邪气内陷，故云"不为逆"。但误下后，毕竟耗伤正气。小柴胡汤助正达邪，服药后正气得药力相助，与邪气相争，故发生"蒸蒸而振"的"战汗"的现象，发热汗出而解。

误下后的第二种情况是，心下满痛，按之石硬，形成结胸证。此因少阳邪热内陷入里，与水饮互结。与前太阳病误下而成结胸，途径虽然不同，但见证并无差异，故亦用大陷胸汤，以泻热逐水破结。

误下后的第三种情况是，出现心下满而不痛的痞证。此因误下之后，脾胃阳气受损，邪热内陷所致。脾胃阳气亏虚，不能温运水湿，寒湿内生，以致寒热错杂，虚实兼夹。中焦寒热虚实错杂，脾胃升降功能失常，气机壅滞，故发生心下痞塞不通。心下痞满，按之不痛，而若气机壅滞较甚，也可出现疼痛之症，但程度较轻，与结胸证之心下痛，按之石硬者，仍有显著差异。

本证除心下痞外，还有呕利肠鸣等症。气机痞塞于中，胃气不降而上逆，可见恶心、呕吐、嗳气；"中气不足，肠为之苦鸣"，脾胃气伤，可见肠中鸣响；脾气不升而下陷，还可见下利及大便干湿不调。此心下痞满证纯属中焦气机壅滞，升降失常，与胸胁苦满的小柴胡汤证有着不同的病理机制，自然不是小柴胡汤的适应证，所以说"柴胡不中与之"，而应用半夏泻心汤辛开苦降，和中消痞。

半夏泻心汤中半夏、干姜辛能散结，温以散寒；黄芩、黄连苦能降浊，寒以泄热；人参、甘草、大枣甘温补脾益胃。辛开苦降，寒温并用，攻补同施，共奏泄热补虚，升清降浊、散结消痞之功。

半夏泻心汤是辛开苦降甘调之代表方，后面介绍的生姜泻心汤及甘草泻心汤都是在此方的基础上稍作加减而成，主治病证亦与此大同小异。

辛开、苦降、甘调，共成泄热补虚、升清降浊、散结消痞之功，开治疗脾胃病之一大法门。现代医学所谓急慢性胃炎、胃肠炎、溃疡病，以至肝、胆病等疾患，

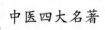

出现寒热错杂，升降失常者，运用此法，化裁得当，多能收效。

太阳少阳并病，而反下之，成结胸，心下硬，下利不止，水浆不下，其人心烦。（150）

【解读】

太阳病未罢，又出现少阳病，是谓太阳与少阳并病，当用太阳少阳两解之法治疗。攻下之法在此属禁用之列，不当下而下，故曰"反"，是误治。误下后，邪气内陷，热与水相结而成结胸，故"心下硬"。误下不仅使邪气内陷，而且损伤脾胃之气，使中气下陷，胃气败绝，所以下利不止，水浆不得入口；正虚而邪热内扰，故见心烦。

结胸证见下利不止，较之大便秘结者更为严重，是邪气壅盛，而正气大虚，预后大多不良。

脉浮而紧，而反下之，紧反入里，则作痞。按之自濡①，但气痞耳。（151）

【注解】

①濡：与软同，柔软的意思。

【解读】

痞证的病机：脉浮而紧，为太阳伤寒主脉，说明寒邪在表，应以麻黄汤辛温发汗解表。若误以下法治疗，则寒邪由表入里，即"紧反入里"。这里的"紧"是借脉象而指在表之寒邪。误下里虚，脾胃气伤，寒邪内陷，结于心下，郁而化热，致使脾胃升降失常，中焦气机痞塞，故作心下痞。痞证内无有形实邪，仅是无形气滞，所以心下痞满不痛，按之自濡，此即所谓"但气痞耳"。此应与结胸证心下硬满而痛，手不可近者，作出鉴别。

痞证是以胃脘部痞满不适为主证的证候名称。131条已经提出痞证的成因是"病发于阴，而反下之"，149条提到痞证的特点是"但满而不痛"，本条则明确了痞证的病理机制。

太阳中风，下利呕逆，表解乃可攻之。其人漐漐汗出，发作有时，头痛，心下痞硬满，引胁下痛，干呕短气，汗出不恶寒者，此表解里未和也，十枣汤主之。（152）

十枣汤方

芫花（熬）、甘遂、大戟。

上三味，等分，各别捣为散，以水一升半，先煮大枣肥者十枚，取八合，去滓，内药末，强人服一钱匕，羸人服半钱匕，温服之，平旦服。若下少，病不除者，明日更服，加半钱，得快下利后，糜粥自养。

【解读】

本条讨论太阳中风的外感表症兼下利呕逆的悬饮里症，在这种情况下，治疗应当遵循先表后里的原则，所以说"表解者乃可攻之"。未提中风的症状，属于省文，切不可将下利呕逆，误作中风症候。否则，其后的"表解者乃可攻之"的治疗原则，就没有着落了。下利与呕逆，乃水邪上攻下迫所致，但是仅据下利呕逆，很难与太阳阳明合病相鉴别，因而颇有必要进一步指明辨证要点：其一，漐漐汗出颇似太阳中风之表虚症，但中风症的汗出不是发作有时，今阵发性地漐漐汗出，乃因水邪外迫肌肤，影响营卫的功能所致。其二，头痛似表，但表症头痛，必有恶寒，今不恶寒，因知这种头痛，亦为水邪攻冲所致。其三，心下痞硬满，颇似结胸和痞症，但痞症不痛，结胸症虽痛却不是引胁下痛，实际上悬饮以胸胁痛为主症，此处先举心下痞硬满，当是为了便于类比鉴别的缘故。悬饮的主症既具，那么，则不难看出干呕短气，也是因于水邪，犯胃则胃气上逆而干呕，犯肺则肺气不利而短气。这一切都是胸胁悬饮的症候，所以最后又着重指出"汗出不恶寒者，此表解里未和也"，这是辨表里的主要依据。胸胁悬饮症不同于大结胸症，自非大陷胸汤所宜，而应以十枣汤主治。

太阳病，医发汗，遂发热恶寒。因复下之，心下痞。表里俱虚，阴阳气并竭①，无阳则阴独②。复加烧针，因胸烦。面色青黄，肤𥆧者，难治；今色微黄，手足温者，易愈。(153)

【注解】

①阴阳气并竭：表里之气都虚竭。阴阳此处指里和：表。

②无阳则阴独：无表证而里证独具。

【解读】

太阳病，医发汗，遂发热恶寒。此取汗不如法，淋漓不止，其病未除，反伤正气，故发热恶寒，属表虚之证。因莫下，益损其里气，表邪乘虚内陷，而痞结于心下。既汗复下。既汗复下，致表里俱虚，阴阳并竭，故外无阳证，内阴独盛，而医误为汗下不彻，竟复加烧

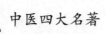

针，更伤其血脉之气，故胸烦。

面色青黄，乃土虚木乘之色。肤𥉉者，以火针却其心液，阴阳无所养，故有心悸肉跳，为难治之证。今色微黄，此土气渐复，手足温，此经脉渐通和，故病易愈。

心下痞，按之濡，其脉关上浮者，大黄黄连泻心汤主之。（154）

大黄黄连泻心汤方

大黄二两、黄连一两。

上二味，以麻沸汤①二升渍之，须臾绞去滓，分温再服。

臣亿等谨按：大黄黄连泻心汤，诸本皆二味。又后附子泻心汤，用大黄、黄连、黄芩、附子，恐是前方中亦有黄芩，后但加附子也，故后云附子泻心汤，本云加附子也。

【注解】

①麻沸汤：即沸水。

【解读】

心下痞满，按之濡软，是痞证的主要表现，只是因为气机阻滞而已。无形邪气痞结心下，与心下硬满疼痛的结胸证不同，也与腹满疼痛拒按的阳明腑实证大异。

关上脉浮揭示了痞证的病理属性。关脉居尺寸之中，主中焦病，用以候脾胃。"浮"主阳邪。关上见阳脉，反映中州有火热之邪。"心下痞，按之濡"与"关脉浮"并见，一证一脉，确定了本证的病位、病机。脉证合参，不难看出，此证属火热之邪壅滞心下，使胃气不和而作痞。治以泄热消痞，用大黄黄连泻心汤。

本条言简意赅，然在临床上本证除上述一脉一证外，还可见心烦、小便黄赤及舌红、苔薄黄等火热见证。

大黄黄连泻心汤，《伤寒论》原文记载仅大黄、黄连二味药，《千金翼方》注云"此方本有黄芩"，又林亿等亦认为本方中有黄芩，说明本方当有黄芩。"热虽无形，然非苦寒以泄之，不能去也"，故用三黄以泄热消痞。但三药苦味厚重，且大黄更具泻下之力，三药煎煮内服，容易下走肠道而具泄下之功，难于清泄胃中之热。妙的是，本方采用了特殊的煎服法。方后注云，"以麻沸汤"渍之，"须臾绞去滓"，是说三药并不能煮，而是用滚开水浸泡片刻，然后即去滓饮汤。如此可

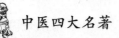

取其气以清中焦无形之邪热，薄其味而防药过病所。

心下痞，而复恶寒，汗出者，附子泻心汤主之。
（155）

附子泻心汤方

大黄二两、黄连一两、黄芩一两、附子一枚（炮，去皮，破，别煮取汁）。

上四味，切三味，以麻沸汤二升渍之，须臾绞去滓，内附子汁，分温再服。

【解读】

承接上条，此"心下痞"也是热邪壅滞之痞。复见恶寒、汗出，是卫阳虚弱，失于温煦。卫出下焦，由肾阳所化生，经上焦开发，以温分肉，肥腠理，熏肌肤，司开合，固护肌表。今卫阳虚，温煦开合失职，故恶寒、汗出，此与恶寒汗出的同时见发热、头身疼痛的表证不同，应该注意鉴别。本证邪热有余，而表阳不足，所以治用附子泻心汤，一方面泄热消痞，一方面扶阳固表。

附子泻心汤即大黄黄连泻心汤加附子，方用大黄、黄连、黄芩，经麻沸汤浸渍，取其气而薄其味，意在清心下之热而消痞。附子另煮取，取使其发挥温肾阳、固肌表的作用。此寒热异其气，生熟异其性，药虽同行而功效各奏。

　　附子泻心汤亦是寒热并用的方剂，然与和解寒热的半夏泻心汤等方剂的立意不同，因其主治的病证是心下邪热壅盛而卫阳虚于外，寒热分踞内外，所以该方的使用必须达到既清在里之热，又驱在外之寒的目的。若苦寒与辛温四药同煮则药性相互牵制，不能发挥各自的功效。如何使寒药与热药并行不悖，取得应有的疗效，其特殊的煎服法就成了应用该方的关键。

　　本以下之，故心下痞，与泻心汤，痞不解，其人渴而口燥烦。小便不利者，五苓散主之。一方云：忍之一日乃愈。（156）

　　【解读】

　　因误用攻下法而形成痞证，改用泻心汤（包括半夏泻心汤、大黄黄连泻心汤）治疗，其痞不解，说明药不对证。从其人"渴而口燥烦，小便不利"分析，则知本证原为水饮内停，津液不能上承所致。水液停聚，气化不利，故小便不利；气不化津，津液不能输布，故口燥

201

而渴，口干渴甚则烦。水阻气滞，痞塞于中，气机不利，故作心下痞。其痞因水而作，自然非诸泻心汤所能解除，需温阳化气利水，宜用五苓散。

水液停聚常与恣饮过多有关，应该适量限制饮水，或劝患者暂时忍渴不饮，使外水不入，则内水渐行，不服药亦可痊愈，原文"一方云：忍之一日乃愈"，是经验之谈。

在临床上如果见有小便不利而心下作痞，并见舌体胖大，苔水滑者，即当考虑"水痞"而投用五苓散。

伤寒，汗出解之后，胃中不和，心下痞硬，干噫食臭①，胁下有水气，腹中雷鸣②，下利者，生姜泻心汤主之。（157）

生姜泻心汤方

生姜四两（切）、甘草三两（炙）、人参三两、干姜一两、黄芩三两、半夏半升（洗）、黄连一两、大枣十二枚（擘）。

上八味，以水一斗，煮取六升，去滓，再煎取三升，温服一升，日三服。附子泻心汤，本云加附子。半夏泻心汤，甘草泻心汤，同体别名耳。生姜泻心汤，本云理中人参黄芩汤去桂枝、白术，加黄连。并泻肝法。

【注解】

①干噫食臭：嗳气带有食物气味。噫同嗳。臭，指气味。

②腹中雷鸣：形容肠间响声明显。

【解读】

原为太阳病，经发汗治疗后，表证得以解除，但遗留下心下痞硬、干噫食臭、腹中雷鸣、下利等症，是患者素有脾胃气弱，部分表邪入里化热，寒热错杂，升降失常，气机痞塞而致。一般地说，心下痞当按之软而不痛，此言心下痞硬，是指其人心下痞满为主，按之则有紧张感，较"心下痞，按之濡"为重，显示气机痞塞以外，还有水饮留结，所以张仲景作出了"胁下有水气"的判断。此虽"心下痞硬"或兼有疼痛，但与心下疼痛，按之石硬，痛而拒按的结胸证仍有本质区别。胃主受纳、腐熟，脾主消化运输，脾胃虚弱，不能腐熟运化水谷，饮食不消而作腐，胃气不降而上逆，嗳气时带有食物未消化的气味。脾虚气陷，水走肠间，肠鸣音亢进，并有腹泻下利。

从上分析可知，本证病理机制，较之半夏泻心汤证多了水食不化，临床表现还可见小便不利之症，治以生姜泻心汤和胃消痞，消食散水。

生姜泻心汤即半夏泻心场加生姜并减少干姜的用量而成，其组方原则与半夏泻心汤基本相同，均属辛开苦降甘调之法。方中重用生姜之辛，旨在温散水饮。

伤寒中风，医反下之。其人下利日数十行，谷不化①，腹中雷鸣，心下痞硬而满，干呕心烦不得安。医见心下痞，谓病不尽，复下之，其痞益甚。此非结热，但以胃中虚，客气上逆②，故使硬也，甘草泻心汤主之。（158）

甘草泻心汤方

甘草四两（炙）、黄芩三两、干姜三两、半夏半升（洗）、大枣十二枚（擘）、黄连一两。

上六味，以水一斗，煮取六升，去滓，再煎取三升，温服一升，日三服。臣亿等谨按：上生姜泻心汤法，本云理中人参黄芩汤，今详泻心以疗痞，痞气因发阴而生，是半夏、生姜、甘草泻心三方，皆木于理中也。其方必各有人参，今甘草泻心中无者，脱落之也。又按，《千金》并《外台秘要》治伤寒食，用此方，皆有人参，知脱落无疑。

【注解】

①谷不化：食物未消化。

②客气上逆：邪气上逆。

【解读】

伤寒、中风等表病，都应该使用解表法以疏散外邪，不能使用攻下法治疗，以免引邪入里，导致其他变证。医生违背常理，使用下法，是为误治。

误下后损伤中焦脾胃之气，表邪乘虚内陷，以致中焦寒热错杂，气机痞塞，升降失常，而见心下痞、呕吐、下利、心烦等。病人下利次数甚多，完谷不化，较之半夏、生姜泻心汤证的下利为甚，说明脾胃气虚的程度很重。其心下痞满而"硬"，亦是因脾胃重虚，推动无力，气机壅滞较甚所致，不是邪热与有形之邪相结，故曰"此非结热，但以胃中虚，客气上逆，故使硬也"。不可见"痞硬"就与结胸之"石硬"相等同，而用攻下之法。若误用攻下，势必更伤脾胃之气。气虚运化无力，则气机也易于停滞。脾胃正气遭受重创，气机壅滞尤为严重，所以"其痞益甚"，其余症状也会相应加剧。总属中焦虚甚，寒热错杂，治当补中和胃，消痞止利，

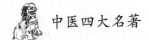

用甘草泻心汤。

甘草泻心汤在《伤寒论》中无人参，恐属遗漏。半夏泻心汤与生姜泻心汤均有人参，《金匮要略》、《千金方》与《外台秘要》中所载的甘草泻心汤也都有人参，而本证为脾胃重虚、痞利俱甚，按理应该使用补脾益胃的人参。本方与半夏泻心汤药味一样，同为辛开苦降甘调之法。较之半夏泻心汤，本方重用甘草以补脾胃之气。

本证与半夏泻心汤证、生姜泻心汤证均有心下痞、呕、利等证，但本证之特点在于痞利俱甚，以此可作鉴别。

伤寒服汤药，下利不止，心下痞硬。服泻心汤已，复以他药下之，利不止。医以理中与之，利益甚。理中者，理中焦。此利在下焦，赤石脂禹余粮汤主之。复不止者，当利其小便。（159）

赤石脂禹余粮汤方

赤石脂一斤（碎）、太乙禹余粮一斤（碎）。

上二味，以水六升，煮取二升，去滓，分温三服。

【解读】

原为伤寒，"服汤药"后却"下利不止"，说明服的"汤药"是泻下剂。伤寒误用下法，以致正伤邪陷，而见心下痞硬、下利不止。痞利俱见，按理可用甘草泻心汤或生姜泻心汤治疗，以和胃消痞，升清降浊。但服泻心汤后，病情不减，这可能是暂时药力未达，应作具体分析。可是医者未加仔细辨证，再次使用攻下药，导致下利不止。

伤寒误下后，可能出现多种变化，文中举例分析了三种可能，并提出相应的治法。

一是中焦虚寒，用理中汤温中祛寒，健脾燥湿。误下容易损伤脾阳。误下所致下利，首先考虑脾虚寒湿的病机，故而以理中汤治疗，药后下利当逐渐减轻并停止。

二是下焦滑脱，用赤石脂禹余粮汤涩肠固脱。"医以理中与之，利益甚"，即用理中汤治疗，其下利不仅不止，反而加重。本是下利不止，又复加重，说明其下利已至"滑脱不禁"的程度。此时自然要考虑病证由脾及肾，病已发展到下焦，这是因为"理中者，理中焦，此利在下焦"，即理中汤是治疗中焦虚寒的方剂，对于下焦关门不固、滑脱不禁的下利证，用理中汤自然不能够取效。下焦不能约束二便而导致的滑脱不禁、下利不止之证，非用赤石脂禹余粮汤填补下焦、固涩止利不可。

三是水湿内停，清浊不分，治以利小便而实大便。某些下利之证，经用理中汤及赤石脂禹余粮汤后仍未好转，推测其下利可能是由于三焦气化不利，泌别失职而水液偏渗大肠之故，"利小便"之法较为适用，即"利小便而实大便"。原文中未明确方药，后世注家大都主张用五苓散。

赤石脂禹余粮汤由赤石脂、禹余粮二药组成，二药均属收涩固脱之药，用于久泄滑脱不禁有良好效果。

伤寒，吐下后，发汗，虚烦，脉甚微，八九日心下痞硬，胁下痛，气上冲咽喉，眩冒，经脉动惕者，久而成痿[1]。（160）

【注解】

[1]痿：证候名，两足软弱无力，不能行动。

【解读】

病本伤寒，当发其汗。吐下之法均为误治，吐下之后，再行发汗，是误上加误，势必损伤正气。脉象甚微，是阳气大虚的标志，其"烦"亦是因虚所致，由虚阳内扰而成。时过八九日，正气未复，阳气更虚。一方面，阳不制水则水邪上泛。水邪变动不居，逆于心下成心下痞硬，留于胁下使胁下作痛，上冲咽喉而使咽喉有梗塞之感，上蒙清阳而致头目眩晕。另一方面，阳虚不能化生津液以濡养筋脉，而水饮之邪又滞于其中，故发生筋惕肉瞤之证。阳气不复，水邪久留而津液不生，皮、肉、筋、骨、脉失其润濡，以致肢体痿废不用，所以，"经脉动惕者，久而成痿"。

本证与苓桂术甘汤证比较，阳气虚衰更重，可考虑用苓桂术甘汤加附子治疗。

伤寒，发汗，若吐若下，解后，心下痞硬，噫气不除者，旋覆代赭汤主之。（161）

旋覆代赭汤方

旋覆花三两、人参二两、生姜五两、代赭石一两、甘草三两（炙）、半夏半升（洗）、大枣十二枚（擘）。

上七味，以水一斗，煮取六升，去滓，再煎取三升，温服一升，日三服。

【解读】

伤寒经发汗、或吐、或下等治疗之后，表证虽解，但中阳受损，腐熟运化功能失职，则痰饮内生，气机不畅。痰阻气滞，胃气上逆，故见心下痞硬，而噫气不除。"噫气不除"包含有三层意思：一是噫气频作，持续不断，久久不能除掉，言其噫气之重；二是虽噫气频作，但心下痞不能解除；三是或曾用泻心汤治疗，噫气仍然不除。噫气不除是辨证眼目，据其推断，本证还不仅仅是痰气痞塞，而且存在肝气横逆，即"土虚而木贼"之机。所以用调和脾胃、涤痰化饮和镇肝降逆的旋覆代赭石汤治疗。

旋覆代赭汤以旋覆花为主药。"诸花皆升，旋覆独降"，旋覆花味咸又有下降的作用，又能消散痰结。代赭石，入肝经而具镇肝降逆之功，配旋覆花，使肝气条达而下行为顺。半夏、生姜辛辣健胃，消痰涤饮、降逆和胃。人参、甘草、大枣甘温扶虚，补中益气。诸药配伍，既治痰气，又疏肝气，同时还补脾胃之气，为治中虚痰阻气逆之良方。

本方即半夏泻心汤去黄芩、黄连、干姜，加旋覆花、代赭石而成。本证里无热邪，非寒热错杂，故不用芩、连；阳虚不甚，故不用干姜。因本方同属和解剂，故在煎服时，要去滓重煎，以使药性充分和合。

使用本方时，代赭石一药的用量须特别注意，原方中代赭石用量与生姜、甘草、人参、旋覆花的比例，是1：5：3：2：3。本证病本中虚，因虚生痰，痰生气阻。代赭石重镇降逆，但用量宜小不宜大。因其质重性坠，易伤胃气。

下后，不可更行桂枝汤，若汗出而喘，无大热者，可与麻黄杏子甘草石膏汤。（162）

麻黄杏子甘草石膏汤方

麻黄四两、杏仁五十个（去皮尖）、甘草二两（炙）、石膏半斤（碎，绵裹）。

上四味，以水七升，先煮麻黄，减二升，去白沫，内诸药，煮取三升，去滓，温服一升。本云，黄耳杯。

【解读】

本条与第63条虽然有汗后与下后之别，但热邪壅肺，肺气闭郁的病理机转一样，所以治法相同，也用麻黄杏子甘草石膏汤，以清热宣肺，降气平喘。

太阳病，外证未除，而数下之，遂协热而利①，利下不止，心下痞硬，表里不解者，桂枝人参汤主之。

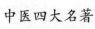

（163）

桂枝人参汤方

桂枝四两（别切）、甘草四两（炙）、白术三两、人参三两、干姜三两。

上五味，以水九升，先煮四味，取五升，内桂，更煮取三升，去滓，温服一升，日再夜一服。

【注解】

①协热而利：夹表证发热而下利。热，此处指表寒证的发热症状。

【解读】

太阳表证，屡用攻下，致使表证不解而里气先伤。中阳受损，运化失司，寒湿中阻，气机痞塞，因而出现"利下不止，心下痞硬"之症。这种既有太阳表证存在，同时又有下利不止的病证，则称之谓"协热利"。此"热"，不是热邪、热证，而是指表证之发热而言，是夹有发热恶寒等太阳表证。因其"表里不解"，表里皆寒，故用桂枝人参汤，以温中解表，是表里兼顾的治疗方法。

桂枝人参汤即人参汤加桂枝。方用干姜、白术温中以去寒湿之邪，人参、甘草补中益气以治脾气之虚，桂枝以解太阳在表之邪气。

人参汤的药物组成与理中汤相同，只是用药剂量略有差别，其功效和主治病证与理中汤相近。

本方煎服法要求先煎人参汤四味，使其发挥温中散寒、健脾益气的效用。后下桂枝，使其先越出表邪，而不受人参、干姜的羁绊。否则五药同煎，会使桂枝芳香走表之力变为温里之用，而达不到表里两解的目的。

后世某些注家将34条之葛根黄芩黄连汤证亦称为"协热利"，其病理机制与此有寒热虚实的不同，需要加以鉴别。本证是里虚寒兼表寒证发热的"协热下利"，症见恶寒发热，心下痞硬，下利稀溏，而肛门部无灼热感，舌淡苔白；而葛根芩连汤证是热性的下利兼表热之证，症见发热恶寒，喘而汗出，下利黏秽，暴注下迫，肛门灼热，口渴，舌红苔黄，脉促。二者虽皆有发热、下利，但疾病性质完全不同。

伤寒，大下后，复发汗，心下痞。恶寒者，表未解也。不可攻痞^①，当先解表，表解乃可攻痞。解表宜桂枝汤，攻痞宜大黄黄连泻心汤。（164）

【注解】

①攻痞：治疗痞证。攻，此处是治疗的意思。

【解读】

伤寒表证，当以汗解。大下之后，不但表证不解，而且使邪气内陷，热遏中焦，气机壅滞，以致"心下痞"。此时虽复发汗，但因汗法不当，表邪仍未解除，所以还见恶寒。据理推测，当有发热之证。"热痞"而兼表寒，不如上条表里俱寒，可用表里两解之法。因"热痞"较轻，故而采用先表后里之法，若先"攻痞"，可能有引邪入里之弊。解表以桂枝汤，表解后可"攻痞"，攻痞用大黄黄连泻心汤。

桂枝人参汤证是脾气虚寒而兼表寒，用温中益气之药不但无碍于解表，且能助正驱邪，而辛温解表之药亦有助于温里，所以用表里两解之法；本条所论是邪热内陷之痞证而兼表寒，里证之实且不重急，故治先发汗解表，然后攻痞。

伤寒发热，汗出不解，心中痞硬，呕吐而下利者，大柴胡汤主之。（165）

【解读】

伤寒发热，汗出之后，其热不解，说明此热已非表热，更见心中痞硬，说明邪热已经入里。心中痞硬，与

103 条"心下急"的病机相同，邪入少阳，枢机不利，气机阻滞，是"邪在胆，逆在胃"的一种表现。胆热犯胃，胃气上逆，而呕吐，此与 103 条"呕不止"同义。胆热内迫肠腑，则见下利。较之小柴胡汤证，其邪热较盛，故用大柴胡汤清泄少阳，通下邪热。

病如桂枝证，头不痛，项不强，寸脉微浮，胸中痞硬，气上冲喉咽，不得息者，此为胸有寒①也。当吐之，宜瓜蒂散。（166）

瓜蒂散方

瓜蒂一分（熬）、黄赤小豆一分。

上二味，各别捣筛，为散已，合治之，取一钱匕，以香豉一合，用热汤七合，煮作稀糜，去滓，取汁和散，温顿服之。不吐者，少少加，得快吐乃止。诸亡血虚家，不可与瓜蒂散。

【注解】

①胸有寒：此处之寒，泛指邪气，包括痰涎宿食。

【解读】

疾病有类似于桂枝证的表现，如恶寒发热、汗出脉浮等。细察之，患者头不痛，项不强，又不支持原有"桂枝汤证"的推测。结合"胸中痞硬，气上冲喉咽不得息"的症状分析，进而推翻了原有的判断，提出了"此为胸有寒也"的结论。胸居阳位，为上气海，是阳气会聚之处。卫阳之气出于下焦，开发于上焦，即由胸中开发，以温分肉，熏肌肤、肥腠理、司开合。

胸中有痰实阻塞，故"胸中痞硬"，胸阳被遏，卫阳不能正常地宣发布散，营卫不和，因而出现发热、汗出、恶风之证。痰实阻塞于上。正气驱邪外出，则有气上冲喉咽不得息的表现，寸脉亦显浮象。根据《素问·阴阳应象大论》所指出的"其高者，因而越之"的治疗法则，本证应因势利导，用瓜蒂散吐之。吐出胸中痰实邪气，则胸阳得伸，其病自愈。

瓜蒂散中瓜蒂味极苦，性升催吐，本方以此作为主药，涌吐胸中痰实实邪；赤小豆味酸苦，能行水气，二药合用可奏"酸苦涌泄"之功。香豉轻清宣透，可助二药涌吐之力。瓜蒂及赤小豆药后所注"一分"的"分"，不是重量，而是指所占方剂总量的份额。两药都是一分，说明用药比例相等。

瓜蒂散是涌吐剂的代表方，涌吐之力甚强，虽能祛邪，亦易伤正，故使用时首先应严格掌握适应证，对血虚、体弱或肺、心、脾胃有病者，以及老年、小儿、孕妇等当禁用。其次应少量开始，中病即止。另外，在服用过程中可能会出现以下情况，事先应告知病人及其家属：①服用本方后，因阳气受到鼓动上冲，可见头目眩晕、汗出等反应。病人不必惊慌，只须闭目静待，勿受邪风即可。②服药后痰实难于吐出者，可以用物探喉以催吐。③痰实吐出，大邪已去，而吐势不止者，可以葱白煎汤饮服而抑制其吐。

病胁下素有痞，连在脐旁，痛引少腹，入阴筋^①者，此名脏结，死。(167)

【注解】

①阴筋：男性外生殖器。

【解读】

病人平素在胁下就有痞积或痞块，说明病程日久，阴寒凝结，气血郁滞，脉络闭阻。发作时从脐旁到少腹牵引疼痛，甚至痛引阴筋，致阴筋缩入。胁下为厥阴肝部，脐傍乃太阴脾位，肝脉络阴筋，少腹由肝肾所居。阴寒凝结于三阴，阳气告竭，病情十分危重，难于

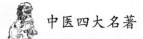

救治。

胁下素有痞，连在脐旁，乃有形症结，实际是肝脾肿大，与气滞而致的心下痞硬完全不同，不应混为一谈。肝脾大又见疼痛牵引少腹及外生殖器，说明全身阳气虚竭，气血不通，已至病危阶段，此时用大艾团灸丹田、气海，或可救治，但总的预后不佳。

伤寒，若吐若下后，七八日不解，热结在里，表里俱热，时时恶风，大渴，舌上干燥而烦，欲饮水数升者，白虎加人参汤主之。（168）

白虎人参汤

知母六两、石膏一升（碎）、甘草二两（炙）、人参二两、粳米六合。

上五味，以水一斗，煮米熟汤成，去滓，温服一升，日三服。此方立夏后立秋前，乃可服，立秋后不可服，正月、二月、三月尚凛冷，亦不可与服之。与之则呕利而腹痛，诸亡血虚家，亦不可与，得之则腹痛利者，但可温之，当愈。

【解读】

伤寒表证，误用吐、下之法，致使病证延迟七八日不解。吐、下之后，津液损伤，胃中干燥，邪气入里化燥化热。"热结在里"即是指邪已离开太阳之表而聚于阳明之里的意思。热结在里，邪热蒸腾，充斥于表里内外，故而"表里俱热"。热由里向外蒸腾，逼迫津液外泄，见汗出。热蒸汗出，则气随津泄，气阴两伤。"时时恶风"是因汗出肌疏，腠理开泄所致，而非表邪未解。

邪热炽盛，胃中津液耗损严重，故其人大渴"欲饮水数升"；"舌上干燥"，是形容津伤之甚，连舌上都见干燥，若以净手摸其舌面，也可感到干燥无津。"舌上干燥而烦"的"烦"字，有心烦与燥渴至甚的两层意思，都是热盛津伤的必然见证。由此可见，本证不但阳明邪热炽盛、充斥内外，而且津气耗伤严重，所以用白虎加入参汤清热益气生津。

伤寒，无大热，口燥渴，心烦，背微恶寒者，白虎加人参汤主之。(169)

【解读】

与上条"表里俱热"相较，本条是邪热深伏于里，所以肌表"无大热"。口燥渴、心烦是里热之确据。

"背微恶寒"与上条"时时恶风"的病机相同，只是表现形式不一。治疗仍用白虎加人参汤，以清热益气生津。

本条"无大热"是指体表的温度不很高，并非是里无大热。表无大热，与"口燥渴，心烦"同见，说明其里热仍然很盛。表"无大热"非绝对无热，而是相对于炽盛的里热而言，体表之热较轻而已。里热炽盛而表热较轻，可能是由于热迫汗出的同时，带走部分表热所致。

同样是热迫汗出，腠理疏松，而见"背微恶寒"一证。由于背为阳之府，是阳气会聚的地方，故当热迫汗出，津气两伤，卫阳失于固密和温煦职能时，则背部恶风寒较为明显。

"无大热"与"背微恶寒"的病理基础都是里热炽盛，"口燥渴，心烦"是其辨证眼目，可与少阴阳虚证鉴别。少阴阳虚证虽也见背恶寒，但必是口中和而不燥渴，并见脉微厥逆等虚寒征象，与本证截然不同。

伤寒，脉浮，发热无汗，其表不解，不可与白虎汤。渴欲饮水，无表证者，白虎加人参汤主之。(170)

【解读】

脉浮，发热，无汗，是太阳伤寒见证，当有恶寒身疼等。邪在表，当治以汗法。此时即或兼见烦渴等里热之证，亦应表里两解，或先解表后清里，而不可先以白虎汤清其里热，即所谓"其表不解者，不可与白虎汤"。这是因为白虎汤是甘寒清热的重剂，在表寒证存在的情况下，径用白虎汤，每可冰伏表邪，郁遏阳气，甚或引邪内陷，故"其表不解者，不可与白虎汤"。既然白虎汤不可早用，自然白虎加人参汤也不可早用。

白虎汤和白虎加人参汤都应该在太阳表证已罢，阳明里热已成的情况下，才能使用。

"渴欲饮水，无表证者，白虎加人参汤主之"，此渴欲饮水，非一般的口渴可比，必是大渴引饮，此系使用白虎加人参汤的重要特征。如果患者已经烦渴引饮，即使无大热表现，亦可使用白虎加人参汤。

太阳少阳并病，心下硬，颈项强而眩者，当刺大椎、肺俞、肝俞，慎勿下之。(171)

【解读】

太阳少阳并病即太阳先病不解而后又病少阳。"颈项强"是太阳经邪不解;"心下硬"、眩冒是少阳病见证。治疗用刺大椎、肺俞、肝俞之法。因邪虽由表及里,因未至阳明燥实内结,所以禁用下法。

本条与142条相呼应,讨论太阳少阳并病的治法及治禁。两条所举症状大致相同,其治疗均采用针刺三穴的方法。不同的是,142条指出禁汗并交待了误汗后的变证及其救误之法;本条仅指出禁下,而未说明误下后的病证变化。

太阳少阳合病,自下利者,与黄芩汤。若呕者,黄芩加半夏生姜汤主之。(172)

黄芩汤方

黄芩三两、芍药二两、甘草二两(炙)、大枣十二枚(擘)。

上四味,以水一斗,煮取三升,去滓,温服一升,日再夜一服。

黄芩加半夏生姜汤方

黄芩三两、芍药二两、甘草二两(炙)、大枣十二枚(擘)、半夏半升(洗)、生姜一两半(一方三两,切)。

上六味，以水一斗，煮取三升，去滓，温服一升，日再夜一服。

【解读】

太阳与少阳合病，即太阳与少阳的病证同时俱见。少阳火郁不伸，邪热内迫，下趋大肠，故"自下利"。仲景以"自下利"作为本条的主证，对表证略而不提，说明病证偏重于里。下利因少阳之热移行胃肠所致，病证当见大便不爽、腹痛下重、肛门灼热以及有红白黏秽等，具有少阳疏泄不利、气机不畅等热性下利的特点。治以黄芩汤清热止利。

黄芩汤用黄芩之苦寒，清泄肝胆邪热，燥湿止利；芍药酸寒，养阴补血，制肝胆横逆之气，缓急止痛。两药相合，为治热利之主药。甘草、大枣益气滋液，而顾护正气。

若少阳邪热逆于胃，胃气上逆而呕，于黄芩汤方中加半夏、生姜和胃降逆止呕。

黄芩汤寒以清热，苦以燥湿，酸苦涌泄，酸甘缓急，体现了治疗湿热痢方的基本配伍思想，故被《医方集解》称此方为"万世治痢之祖"。后世治疗痢疾的名方芍药汤，即由黄芩汤发展而来。

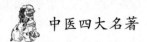

伤寒，胸中有热，胃中有邪气，腹中痛，欲呕吐者，黄连汤主之。（173）

黄连汤方

黄连三两、甘草三两（炙）、干姜三两、桂枝三两（去皮）、人参二两、半夏半升（洗）、大枣十二枚（擘）。

上七味，以水一斗，煮取六升，去滓，温服，昼三夜二。疑非仲景方。

【解读】

素体胸腹寒热失调者，阳气不宣，若感受外邪，易引而为病。"伤寒"是感受外邪之意。"胸中有热"，即胸中有邪热，可见心烦、懊、口苦等。"胃中有邪气"，是指病邪阻滞于胃肠。腹中有寒，气机凝滞，不通则痛，故见腹中痛。"欲呕吐"是邪阻中焦，胃失和降而上逆。上热下寒，阴阳升降失其常度，阳在上不能下交于阴，则下寒者自寒，阴在下不能上交于阳，则上热者自热。治用黄连汤清上温下，交通阴阳。

黄连汤以黄连清在上之热而除烦；用半夏降逆止呕，干姜温中散寒以止痛，配用参、草、枣益胃安中，以复中焦之升降。桂枝既能助干姜温中，又可和解在表之余邪；妙在与黄连配伍，交通心肾阴阳，有助于上热下寒证的解除。

黄连汤与半夏泻心汤药味相近，但主治病证迥然有别。半夏泻心汤，有黄芩无桂枝，去滓再煎，用治寒热错杂于中焦，气机壅滞，以心下痞为主的病证。本方用桂枝无黄芩，用治上热下寒、寒热分踞上下，表里不和，以心烦、腹痛为主的病证。

黄连汤证与栀子干姜汤证病机同为上热下寒，但病位稍异，症状各有特点。黄连汤证病位涉及胸膈、胃肠，以"腹中痛、欲呕吐"为审证要点；栀子干姜汤证病位涉及胸、肠，以心烦、下利为审证要点。

伤寒，八九日，风湿相搏，身体疼烦，不能自转侧，不呕不渴，脉浮虚而涩者，桂枝附子汤主之。若其人大便硬，一云脐下心下硬，小便自利者，去桂加白术汤主之。(174)

桂枝附子汤方

桂枝四两（去皮）、附子三枚（炮，去皮，破）、生姜三两（切）、大枣十二枚（擘）、甘草二两（炙）。

上五味，以水六升，煮取二升，去滓，分温三服。

去桂加白术汤方

附子三枚（炮，去皮，破）、白术四两、生姜三两（切）、甘草二两（炙）、大枣十二枚（擘）。

上五味，以水六升，煮取二升，去滓，分温三服。初一服，其人身如痹，半日许复服之，三服都尽，其人如冒状，勿怪，此以附子、白术并走皮内，逐水气未得除，故使之耳，法当加桂四两，此本一方二法，以大便硬，小便自利，去桂也。以大便不硬，小便不利，当加桂。附子三枚恐多也，虚弱家及产妇，宜减服之。

【解读】

伤寒，泛指感受外邪。八九日，言其病程日久。究其原因，是病人卫阳虚，风寒湿三邪杂揉所致。风寒与湿邪相搏，痹着于体表，经络受阻，气血运行不畅，故见身体疼痛以致到了难以转侧的程度。"不呕，不渴"，说明邪未入里。脉浮主邪在表，虚乃卫阳不足，涩因寒湿留滞不解。脉浮而"身体疼烦"，与麻黄汤证类似，应仔细鉴别。本证风、寒、湿三气杂合，痹阻肌表，患者卫阳复虚，邪盛而正衰，故使病证缠绵日久而留恋不愈。此时治法，当以桂枝附子汤温经散寒，祛风除湿。

桂枝附子汤即桂枝汤去芍药加附子。方用桂枝既能疏散风寒邪气，又能温经通阳，附子辛热，善温经扶阳，散寒逐湿，用量较大，可以达到止痛的目的；生姜助附子、桂枝以温散风寒湿三邪；甘草、大枣减缓桂、附燥烈之性，又因"辛甘化阳"，故可助桂、附温补、振奋阳气。本方与桂枝去芍药加附子汤药味完全相同，惟桂附用量较上方为大，故二方主治的重点也就不同。彼方主治胸阳不振兼表阳不足，以脉促、胸闷、微恶寒为主证，此方主治卫阳不足，风湿困于肌表，身疼烦、不能自转侧。

"大便硬，小便自利"，是在上述见证基础上的发展变化，同时也说明上述桂枝附子汤证，当见大便溏，小便不利。一般而言，外感风湿者，往往里湿较重。湿邪困脾，若分清泌浊功能失司，可见"大便溏，小便不利"；但若脾输布津液功能障碍，脾不能为胃行其津液，则见"大便硬，小便自利"。

桂枝有通阳化气利水之功，"利小便"可"实大便"，桂枝附子汤适用于"风湿相搏，身体疼烦，不呕，不渴，脉浮虚而涩"而"大便溏，小便不利"者。

如"大便硬，小便自利"时再用桂枝，则其利小便之功，不但无益，反而有害，使大便硬结更加严重。而白术为脾家之主药，益气健脾，助运化湿，既能止泻，又可引津液还于胃中，通利大便，并且白术还可协助附子搜逐在表之寒湿。所以风湿相搏，"其人大便硬，小便自利者，去桂加白术汤主之"。

服上述两方后，或出现身如痹状，或药尽而其人如冒状者，这是用大剂量附子可能出现的毒副反映，应予重视，宜适当减少用药剂量。

风湿相搏，骨节疼烦，掣痛不得屈伸，近之则痛剧，汗出短气，小便不利，恶风不欲去衣，或身微肿者，甘草附子汤主之。（175）

甘草附子汤方

甘草二两（炙）、附子二枚（炮，去皮，破）、白术二两、桂枝四两（去皮）。

上四味，以水六升，煮取三升，去滓，温服一升，日三服。初服得微汗则解，能食汗止复烦者，将服五合。恐一升多者，宜服六七合为始。

【解读】

本条"风湿相搏"而"骨节疼烦、掣痛不得屈伸，近之则痛剧"，与上条相比，病位较深，病情较重。风寒湿邪留注关节、筋脉，气血闭阻，故肢体关节牵引疼痛，难以屈伸。卫阳不固，不胜风袭，所以汗出，恶风不欲去衣。湿阻于里，三焦气化失司，所以在上焦表现为呼吸短气，在下焦表现为小便不利，湿邪溢于肌肤，则身微肿而沉重。治用甘草附子汤温经散寒，祛风除湿，通痹止痛。

甘草附子汤由甘草、附子、白术、桂枝组成。桂枝、白术同用，目的在于加强对表里湿邪的祛除。本证病变深重，难于速除，方中白术、附子用量均比前方为少，每次服药仅六七合，又不欲尽剂，其用意即在于峻药缓行。

伤寒，脉浮滑，此以表有热，里有寒①，白虎汤主之。（176）

白虎汤方

知母六两、石膏一斤（碎）、甘草二两（炙）、粳米六合。

上四味，以水一斗，煮米熟汤成，去滓，温服一升，日三服。

臣亿等谨按：前篇云，热结在里，表里俱热者，白虎汤主之。又云，其表不解，不可与白虎汤。此云脉浮滑，表有热，里有寒者，必表里之字差矣。又阳明一证云，脉浮迟，表热里寒，四逆汤主之。又少阴一证云，里寒外热，通脉四逆汤主之，以此表里自差明矣。《千金翼方》云白通汤，非也。

【注解】

①里有寒：应是里有热。

【解读】

此"伤寒"是广义伤寒，属于"人伤于寒，传而为热"（《素问·水热穴论》）的热病类型。痹证本由风寒湿三气杂至所成，现已转化为表里俱热的证候。表里热盛，鼓动气血外达，故脉显浮滑。痹证由寒化热，局部可见红肿热痛之象，全身尚有发热、汗出、口渴、心烦等里热见证。治用白虎汤清泄表里邪热。

此为热痹，俗称白虎历节。本证列于"风湿相搏"三证之后，是针对痹证寒已化热而设，提示痹证寒可化热的病理变化形式，为临床诊治痹证提供了另一思路。

对"表有热，里有寒"一句，宋代林亿在校正时已发现有误，指出"此云脉浮滑，表有热，里有寒者，必表里之字差矣"，并引前篇"表里俱热者，白虎汤主之"为证，意在说明此证当属表里俱热。征之临床，"表有热、里有寒"者，不大可能出现浮滑脉。此处的滑脉当为里热亢盛之象，后350条云"伤寒，脉滑而厥者，里有热，白虎汤主之"，可资证明。

如证属表热里寒者，不宜使用白虎汤。若里已化热，而体表寒象尚未消失者，可用白虎加桂枝汤，兼顾表寒。

伤寒，脉结代，心动悸，炙甘草汤主之。(177)

炙甘草汤方

甘草四两（炙）、生姜三两（切）、人参二两、生地黄一斤、桂枝二两（去皮）、阿胶二两、麦冬半升（去心）、麻仁半斤、大枣三十枚（擘）。

上九味，清酒七升，水八升，先煮八味，取三升，去滓，内胶烊消尽，温服一升，日三服。一名复脉汤。

【解读】

结脉与代脉都是歇止脉，同主心脏气血不足。气血虚衰，运行无力、脉搏不能续行。两者不同处，结脉的成因除气血不足外，还有邪气结滞的一面。若心气血不足，心无所养，则有慌慌然跳动不安之感。病起"伤寒"，而见"脉结代，心动悸"，是因病人禀赋不足，气血阴阳亏虚，易受外邪侵袭。此等患者，常因感受外邪而诱发宿疾，并非原来健康者感邪后必见脉结代、心动悸。以炙甘草汤滋阴养血，通阳复脉，属于"治病求本"之道。

方中用炙甘草、人参、大枣，补脾益气，化生气血，以复脉之本；用生地黄、麦冬、阿胶、麻子仁，滋阴补血，以充脉之体；桂枝、生姜、清酒（米酒）温通阳气，鼓动血行。全方共收滋阴养血、益气通阳、宁心复脉之效。

脉按之来缓，时一止复来者，名曰促。又脉来动而中止，更来小数，中有还者反动，名曰结，阴也。脉来动而中止，不能自还，因而复动者，名曰代，阴也。得此脉者，必难治。(178)

【解读】

结代脉属于间歇脉，以脉有歇止为主要特点。间歇脉有三种，即促、结、代。数而中止者为促脉；结脉与代脉则属于缓而中止的一类，但二者又有区别。脉搏跳动迟缓，时有歇止，歇止后又能很快递补者，是为结脉。因歇止之后的脉搏与下次搏动间隔较小，表现为"更来小数"。由于是"更来小数"，在至数上已将停歇的脉搏补上，即"中有还者反动"。

《濒湖脉学》认为"结脉缓而时一止，独阴偏盛欲亡阳"，揭示结脉常有阳气虚衰，阴寒偏盛，气血凝滞，属于阴脉、阴证，故曰"阴也"。若脉搏有比较规律的歇止，歇止之后不能即刻递补，即"不能自还"，要减少一次或几次后才能重新搏动者，是为代脉。《濒湖脉学》认为"代脉都因元气衰，腹痛泄利下元亏"，揭示代脉常有脏气虚衰，元气不足，也属于阴脉、阴证，故也曰"阴也"。结脉与代脉均属于阴脉、阴证，均主正气虚衰，不易恢复正常，故曰"得此脉者，必难治"。

结脉与代脉虽均属于阴脉、阴证，但二者之间仍有差别。结脉的歇止不规律，大多能够自行递补，尚带有偶发、可改变的特征，病情相对较轻，通过积极的治疗和适当的调养，仍有恢复正常的可能性。代脉病程大多

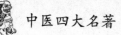

已久，歇止已经具有一定的规律性，一般不能自行递补，带有固定、难改变的特征，病情相对严重，通过积极的治疗和适当的调养，可以阻止病情继续发展，但欲恢复正常，则甚为难矣。

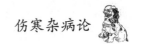

第2章 辨阳明病脉证并治

问曰：病有太阳阳明，有正阳阳明，有少阳阳明，何谓也？答曰：太阳阳明者，脾约①是也；正阳阳明者，胃家实②是也；少阳阳明者，发汗、利小便已，胃中燥烦实，大便难是也。（179）

【注解】

①脾约：因胃热肠燥，津液受伤，脾的输布功能受到胃热的制约，导致肠中干燥、大便秘结的病证。

②胃家实：胃与肠中有燥热等实邪。《伤寒论》中"胃家"包括了胃与大肠两方面。

【解读】

太阳阳明、正阳阳明、少阳阳明是三种不同的病症，其中太阳阳明证，就是指脾约证，即胃燥津伤而引起的便秘证。正阳阳明，是指胃家实证，即肠胃燥热积滞而成的病症。少阳阳明则是指误用发汗、利小便之法，损伤津液，导致津枯肠燥而成实，形成大便难以解出的病症。

阳明病以燥热实为特征，其成因有多种。本条主要是从三阳病的发生规律及其相互传变而论，提出三种成因：

一是太阳阳明是指阳明病由太阳转属而来。太阳主表，表病误治失治，病邪入里化热，导致胃热肠燥，损伤津液，约束脾土的转输功能，形成大便秘结的阳明腑实病证。此类病人，多因素有胃热肠燥，外邪易于化热化燥而入里，脾阴被燥热约束，不能为胃行其津液，形成腑实便秘，故又称本证为"脾约"。"脾约"为阳明病的证候之一，后边的247条有专门讨论。

二是正阳阳明是由阳明本身病变为主所形成的胃家实证，其形成有两种可能。其一，如成无己所说："邪自阳明经传入府者，谓之正阳阳明"；其二，为宿食化热成燥，由燥成实。总之，凡是未经太阳或少阳的传经过程而形成的阳明病，均为正阳阳明。然而，"未经太阳或少阳的传经过程"并不排除外邪直犯阳明，因胃阳亢盛之人，易感燥热之邪，与积滞相搏，阻滞肠道，而成燥热里实、腑气不通之候，即"胃家实"是也。"胃家实"与提纲同义，故可与提纲互参。因燥热发自阳明者，更具有明显的阳明病特征，故与提纲并论，互相发明，而非提纲之外另有"胃家实"也。

三是少阳阳明是由半表半里热证进一步发展，转化为阳明里热实证。少阳主相火，治宜和解清热，如误用发汗、利小便等法，重伤津液，则火热易于化燥，归并阳明。胃肠受燥热搏击，必不能传化，壅而成实，大便不通，即"胃中燥烦实，大便难"是也。"大便难"为阳明病的主要症状之一，可与"胃家实"对勘。

本条是相对而言的描述方法，不能绝对看待。也就是说，不论是太阳阳明，还是正阳阳明，亦或少阳阳明，其所成之证候，均有"脾约"、"胃家实"、"大便难"之可能，读者不得以词害意，更不得以固定来路而限制其病证。参考第181条之阳明病，缘于太阳病汗下之后，其证有"不更衣，内实，大便难"等，可资为证。如果将三者相互比较，当以正阳阳明的证候为最重，太阳阳明和少阳阳明则稍次之。不过，这也仍是相对而言，不能绝对看待。

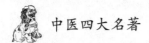

阳明之为病，胃家实是也。（180）

【解读】

宋版将此条列为阳明篇第二，而《金匮玉函经》、《千金翼方》则以此条冠于阳明篇之首。后世注家多谓此条为阳明病提纲。这句话的意思是说，阳明病的主要病变特征，是胃肠燥热实。

阳明胃腑为水谷之海，多气多血，又位居中焦，主土，万物所归，无所复传。若阳明化燥，则积滞尽归中土，留而不传；或燥热炽盛，充斥全身，均系实证，故历来以此条为阳明病提纲。

胃家，包括足阳明胃和手阳明大肠。《灵枢·本输》谓："大肠、小肠，皆属于胃。"盖胃腑下连小肠、大肠，俱为传化之腑，更实更虚，生理功能彼此密切配合，故在功能上大肠小肠亦皆属于胃。实，为邪气实，《素问·通评虚实论》谓"邪气盛则实"，但此处也寓有正邪抗争有力之意。盖阳明主燥，邪入阳明，多从燥化。燥化则邪热炽盛，津液受伤。其为病有二：

一是燥热亢极，充斥全身内外，症见大热、大渴、大汗、脉洪大等，此时胃肠虽无积滞，但邪热炽盛。《素问·热论》描述阳明病为"身热，目疼而鼻干，不得卧也"。

二是燥热之邪与胃肠宿滞相搏，结为燥屎，以致肠道不通，见腹满硬痛、不大便，甚或谵语、潮热等，形成腑实热结。以上阳明燥热之邪充斥，以及肠道燥结不通，皆为邪气实，故阳明病以"胃家实"为提纲。

提纲者，提挈一经病证之纲领也。张仲景列六经之提纲，多以脉证论病机，而此处却以病机推脉证，这并非体例不严格，而是要使读者广开思路，避免偏见，以掌握辨证之要点。

"胃家实"反映了阳明病的病变部位与病变性质，是对阳明病主要病机及病证的高度概括，这对于揭示阳明病的病机实质确有帮助。因阳明燥化太过，易于形成燥热实证，为阳明病之特征，故标于提纲之中，以明确疾病本质，能一语破的。但这并不是意味着阳明病只此一种病情，它还有湿热证、瘀血证、虚寒证。任何脏腑的功能都有太过与不及，其感受的病邪，既有燥热，也有寒湿，故其为病，亦有胃中虚冷与阳明中寒等。

因此，要全面认识阳明病的实热证与虚寒证，既不可因阳明病提纲的"胃家实"而否定虚寒证，也不可以

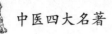
胃虚寒证而怀疑燥热实证为阳明病的主要特征。对"胃家实"要灵活看待，所谓"心有灵犀一点通"。

问曰：何缘得阳明病？答曰：太阳病，若发汗，若下，若利小便，此亡津液，胃中干燥，因转属阳明；不更衣①，内实②，大便难者，此名阳明也。(181)

【注解】

①不更衣：不大便。更衣，即换衣服。古人上厕所后有更换衣服的习惯，所以"更衣"是大便的雅称。

②内实：指肠道有燥屎结滞不下。

【解读】

阳明病的成因不一，前面已有说明。本条进一步讨论太阳病转属阳明的过程及其机制。

太阳病若汗不得法，或错误地用了泻下与利小便的方法治疗，不仅其病不解，反而伤亡了津液。阳明主燥，喜润而恶燥。胃为水谷之海，亡津液者，首先伤亡肠胃的津液，以致肠胃干燥，大便不下，而转属为阳明病。转，是指病证中太阳向阳明的转变；属，是指病变已归属于阳明，意味着阳明腑实已成，燥屎结于肠胃，腑气不通，所以"不更衣"。因古人上厕所有更衣的习惯，故"不更衣"即不大便的雅称。"不更衣"、"大便难"是言证候，"内实"是对病变实质的概括。由于见到以上证候即可确诊为阳明病无疑，故曰"不更衣，内实，大便难者，此名阳明也"。

太阳病发汗，原属正治之法，为什么会转属阳明呢？因为发汗总以遍身微似有汗者为佳，而实际使用过程中却常有太过与不及。若发汗不当，则祛邪之法反成引邪入里之弊。汗出津伤，更兼邪气入里，则易于化燥而转属阳明。或应汗反下，更易引邪入里，促使病邪化热化燥。或利小便而损伤津液，也促使病邪化燥化热而入里。燥热与糟粕相搏，致腑气结塞不通，而为阳明病。是误治虽有不同，而病情转归则一。推而论之，不拘误治与否，亦不拘何种误治，只要病情演变，化热入里，形成燥热实证，便是阳明病。

问曰：阳明病，外证①云何？答曰：身热，汗自出，不恶寒，反恶热也。(182)

【注解】

①外证：表现在外的证候。包括病人表现出的症状及体征。

【解读】

上条论述了阳明病的成因及其内实的见证，本条接以补充阳明病的外证。外证与表证含义不同，表证是对邪在肌表的所见脉证的概括，具体指太阳病，而外证则是里证表现于外的证候。里热外达，外证必见身热。三阳受邪虽俱见发热，但热型各有不同。

太阳病为邪伤荣卫，阳郁于体表，故见"翕翕发热"；少阳病为邪在半表半里，正邪分争，故见"往来寒热"，而阳明病则为邪结于里，热由里向外腾达，故表现为"蒸蒸发热"，即像炊笼之热气腾腾。若以手扪患者皮肤之热比较，太阳病初扪尚觉灼手，但扪之时久则热度渐逊，而阳明病之热，则扪之愈久，热感愈甚，以此可作临床鉴别。阳明里热外蒸，逼迫津液外泄，必见汗出，故汗出亦为阳明外证之一。

六经为病见汗出者，非仅阳明一经。太阳病中风证有自汗漐漐；少阳病有合目汗出，少阴病亦有因阳虚不能固表的自汗出等，但均不及阳明病汗出为甚。阳明病由于里热炽盛，不断地向外发越透达，迫使津液大量外泄，而表现为汗出连绵不断，所谓"阳明病，法多汗"，其理即在于此。阳明病的汗出虽有一定的散热作用，但其热并不因汗出而退，这又与太阳表证之热随汗解不同。"不恶寒，反恶热"是阳明病与太阳病以及少阳病的鉴别要点。

病在太阳，发热与恶风寒同时并见；邪在少阳，正邪交争于半表半里，故寒热往来；而阳明则由于热结于里，里热外达，表里俱热，故不恶寒、反恶热，此乃阳明确实不移之候。盖不恶寒，则表证已罢，悉入阳明，并与三阴无关。恶热之前加一"反"字，是画龙点睛之笔，可将太阳之恶风寒与阳明之恶热的本质揭示无遗。

或谓三阴病证有时也可发热，然而三阴证之发热者，不外以下几种情形：其一，三阴证兼表，有发热恶寒之可能，然必与阴寒证并见；其二，少阴、厥阴热证，以邪从热化，故有发热，然必与该经证候齐发；其三，少阴、厥阴之阳气未复，于厥利脉微诸证中，见发热，四肢转温等，是病情向愈之佳兆；其四，阴盛格阳，或阴盛阳脱证，以其残阳外扰，而有假热外见。这些发热，与阳明燥热有性质上的不同，是不可同日而语的，必须予以严格鉴别，切勿混淆。

阳明燥热反映于外的证候，表现多端，何以确定以上诸证为外证？如上所述，此证足以独立于其余五经之外，并完全具备阳明特征，为外邪深入阳明化热化燥之标志。换言之，凡具此证者，皆可称为阳明病。至若潮热、谵语之类，亦为阳明外见之象，于外证中不加标明者，是因病情显著，已入危重之期。若必持危重证毕见，方识阳明面目，岂不晚矣？

问曰：病有得之一日，不发热而恶寒者，何也？答曰：虽得之一日，恶寒将自罢，即自汗出而恶热也。（183）

【解读】

据上条所述，阳明病外证本应见身热、汗自出、不恶寒、反恶热。而今"病有得之一日"，即阳明病初起，却见不发热而恶寒。

这说明疾病的变化是复杂的，其临床表现既有普遍规律，也有特殊性。据本论所载，阳明病而见恶寒证的有两种情况：一是由于阳明内热蒸腾，大汗出使腠理开泄，卫表不固而见背微恶寒者；另一种情况即本条所述，在阳明病初起阶段，亦即经表之邪欲向阳明之里传变，而又未完全入里之时，由于经表仍有邪气，故亦可见短暂恶寒。

但由于阳明里热业已开始形成，故这种恶寒的时间不长，很快就将自行解除，而出现身热、自汗出、不恶寒、反恶热等阳明病的典型证候。

"病有得之一日"是病程尚短，为阳明初感外邪之时。惟其初感，病证尚在演变过程之中，故有不典型证候，即不发热而恶寒。从形象而言，此时虽有轻微恶寒，但常兼舌红、烦躁之象，故不同于太阳病之啬啬恶寒，亦非三阴病之形寒怕冷。从过程而言，阳明病初起恶寒，一般为时短暂，往往不经治疗，迅速自行消失。从病机而论，病人阳明无非燥热。

既属燥热，何以恶寒？盖外邪初入阳明，气机闭遏，未得伸展，故有短暂的轻微恶寒现象。阳明燥化较为迅速，故已入之邪旋即化燥；未入之邪可继续深入，无须多时，则阳明燥热明显，其本象发露于外，则恶寒自行解除，即自汗出而恶热也。据本条全部演变过程来看，病至自汗出而恶热阶段，诊断为阳明病，应无疑难。然则初时恶寒而有热象隐伏其中之时，亦能知其阳明病将至，提高预见性，才是明智之举。

问曰：恶寒何故自罢？答曰：阳明居中，主土①也，

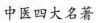

万物所归，无所复传，始虽恶寒，二日自止，此为阳明病也。（184）

【注解】

①主土：根据五行学说，土是五行之一，土的方位在中央，脾胃同属于土，所以有阳明居中主土的说法。由于脏腑生理功能及病理机制不同，所以又有脾属己土（阴）、胃属戊土（阳）的区别。

【解读】

本文接上条论述阳明病恶寒自罢的机制。恶寒为什么会自行解除，张仲景以五行学说解释了病变机制。阳明居于中焦，按五行属性，归类属土，这就是"阳明居中，主土"的意思。阳明胃是五脏六腑之大会，为水谷之海，营卫气血生化之源，其性能就如五行的土一样，既能长养万物，也是万物之归宿，故曰"万物所归"，这主要是从生理方面来讲的。

若就病理而言，邪传阳明，形成燥热结实，燥屎留而不去，此即所谓"无所复传"。也就是说，胃家之实，别无去路。以此说明有形之邪在胃腑凝结的时间较长，有六七日、八九日，甚至直到津液亏耗、正气受伤、生命垂危之时，其主要矛盾仍为阳明胃腑之燥热实证。

246

正因为阳明病初得病时，阳郁不伸，故可见短暂的轻微恶寒，待里热外发，则恶寒自止而转见汗出恶热之证。这种"始虽恶寒，二日自止"的证情，正反映了阳明病的特点，据此即可确立诊断，故曰"此为阳明病也"。

本条所论病机，属于阳明燥化，故不论时间长短，恶寒皆得自罢，而见阳明特征。其时间长者，变化过程明显，易察易觉。其时间短者，变化过程匆匆而过，前后病情似乎一体，难以辨明，故特设问答以明之。

病初恶寒，其迅速自罢者，为阳明燥气偏胜，太阴湿气不及，不能滋润胃燥，故燥热亢极，有如焦燎之势。有热邪发自中焦者，其化热化燥更速，则恶寒必将自罢。阳明中土为"万物所归，无所复传"，是揭示阳明病变化的主流，即阳明病演变的一般规律。如果清下太过，损伤阳气，也有传陷三阴之可能，并非一概不传。

本太阳，初得病时，发其汗，汗先出不彻①，因转属阳明也。伤寒发热无汗，呕不能食，而反汗出濈濈然②者，是转属阳明也。（185）

【注解】

①不彻：不透彻。

②汗出漐漐然：汗出连绵不断。漐（jī），流水貌。

【解读】

本条可分两部分来读。第一部分说明当太阳病初起之时，汗而发之，本为正治之法，然而汗出不透彻，病邪入里化热，归于阳明，故曰"因转属阳明"。何谓汗出不彻？如汗出过少，或为时过短，或乍出乍收，或微汗而未至遍身漐漐等皆属之。如此既不能达到腠理宣畅，正气鼓邪外出，邪去人安之目的。病邪稽留，随胃气偏盛，而转入阳明。

第二部分说明太阳伤寒发热无汗，按治法亦可汗而发之。所谓体若燔炭，汗出而散。而原文未及发汗与否，是病转阳明，未经误治可知。大凡病邪传变，在阳旺者，多入三阳之腑；阴盛者，多入三阴之脏。今阳旺而入阳明之腑，何以明之？盖初病即呕不能食，则胃阳偏旺，气逆而不受纳之机，已隐伏其中。本来无汗，而至反汗出漐漐然，是必太阳之恶寒已罢，而见发热汗出、不恶寒、反恶热等，则病证悉入阳明无疑。

伤寒三日，阳明脉大。（186）

【解读】

"伤寒"应理解为广义伤寒。三日亦约略之数，言其经过一段时间，不可依日程而计传变之期，是否传至阳明，要以脉证为据。"脉大"，是言脉形宽阔洪大，其势如波涛汹涌。阳明为水谷之海，多气多血，阳气最盛，病入阳明，正邪斗争有力，正盛邪实，阳热亢盛，气血鼓动于外，故脉应之而大。"大"为阳明主脉，故诊得脉大，而知燥热之盛于中也。

《素问·脉要精微论》曰"大则病进"，王冰注云"大为邪盛，故病进也"。此虽不专为阳明病立言，然阳明病邪盛正实而脉大，与此相符。阳明无形燥热充斥，内外鼓动，则脉之将至，犹洪水拍击，因见洪大滑数之象。但由于病程短，邪陷时间不长，仍在阳明气分，而未与糟粕凝结，故仅为弥散之热而尚未敛结成实，故只能见到洪大之脉，而不能见到实脉。

洪大脉与实脉不同，李濒湖作了比较，"洪脉来时拍拍然，去衰来盛似波澜，欲如实脉参差处，举按弦长愊愊坚"，说明洪脉是浮取有力，脉形宽大，而实脉则是举按皆有力，脉形弦长。

伤寒，脉浮而缓，手足自温者，是为系在太阴。太阴者，身当发黄，若小便自利者，不能发黄。至七、八日，大便硬者，为阳明病也。(187)

【解读】

本条论述太阳与太阴、太阳与阳明的脉证鉴别，说明阴阳病证有出入转化之机，并重点讨论太阴病转属阳明的临床特征。

太阳表实证之伤寒，当见脉浮而紧。若见"脉浮而缓"，即脉由紧变缓，说明太阳之寒邪已经化热。表邪化热则脉变缓而有入里之机，入里又有阴阳之别，入阳明少阳者为阳也，入少阴太阴者为阴也。入何经都有其特殊的证候表现，是为辨证之根据。如果见有口苦、咽干、目眩、心烦喜呕、嘿嘿不欲饮食为传于少阳；如见有一身手足尽热、烦躁、汗出而渴的为转入阳明；如见有脉微细、但欲寐则为传于少阴。今见手足自温而身不发热，又手足不厥冷的，则知是脾经有热的表现，故谓"系在太阴"。系者，联系之意。这里讲的是太阳之邪化热入里而联系于太阴。

太阴为阴土主湿。若脾经热邪影响运化水湿的功能，则热与湿合，湿热蕴郁熏蒸，"身当发黄"。言外之意，必见无汗、小便不利等证。如果小便自利，说明湿有出路，故"不能发黄"。若湿去热留，至七八日，太阴之热不解，外出阳明，从燥化而见大便硬者，则是太阴转出阳明，形成了胃家实证，故"为阳明病也"。

本条反映阴阳表里病证在其发展过程中，依据一定条件可以相互转化，表证可以入里，里证可以出表；阳病可以转阴，阴病亦可以转阳，这种相互转化的规律，在六经病中具有普遍意义。

伤寒转系阳明①者，其人濈然微汗出也。（188）

【注解】

①转系阳明：转入阳明。

【解读】

本条以"伤寒"二字冠首，未必专指太阳伤寒，应理解为广义伤寒，即外感热病的总称。凡病转阳明，皆得濈然汗出，非独太阳。伤寒转系阳明，必然燥热蒸迫津液，出于肌腠，故汗出为阳明病的特征之一。濈然汗出，是形容持续微汗貌。本条文字简略，言阳明主证，仅及濈然微汗出一端，须知阳明之汗，必然发热不恶寒，反恶热，否则即令汗出，未必便是阳明。

此外若属阳明无形燥热，多伴口渴，脉洪大等；若属燥热与有形之积滞相搏，多伴腹满硬痛、不大便、潮热谵语等，故需前后互参，综合全部脉证辨析，方能准确无误。

阳明中风，口苦，咽干，腹满微喘，发热恶寒，脉浮而紧，若下之，则腹满小便难也。（189）

【解读】

阳明中风乃为阳邪所伤，而与伤寒不同。阳邪伤人，易于化热。阳明在外之邪不解，故见发热恶寒、脉浮而紧。这里需要指出的是：阳明之脉浮紧与太阳之脉浮紧不同。太阳脉浮主表、紧为寒，即风寒伤于体表的脉象；而阳明脉浮表示在外之邪不解，紧主里实，故其人必大便秘结。

治应先解其表，后攻其里，或者表里两解。倘若以其有腹满微喘、大便秘结之里证，而忽视寒热脉浮之表证，急用泻下之法，则为下之太早。下之太早，则使在外之邪乘机内陷，聚集于里，而使病情加重。热更盛，里益实，故腹满不解；热盛津伤，则小便难。

有的注家认为本条是三阳合病，即发热、恶寒、脉浮紧为太阳病；口苦咽干为少阳病；腹满微喘为阳明病。虽对病证的解释有所不同，但对不能过早使用下法的认识还是一致的。

发汗与泻下是两种不同的治法。病在太阳之表宜汗；病在阳明之里宜下。前人谓：伤寒下不厌迟，汗不厌早，是根据伤寒病的特点总结出来的经验之谈。说明及时解除表邪，使之不至于内传，故要早发汗，而当有表邪存在，或里犹未成实之际，则又不宜下之过早，以防引邪入里或损伤脾胃阳气。不当下而妄下之，必正虚邪陷，津液损伤，而使腹满加重，小便难也。

阳明病，若能食，名中风；不能食，名中寒。（190）

【解读】

胃主受纳与腐熟水谷。因此，胃有寒热则必然反映到饮食方面来。阳明中风，风为阳热之邪，热则消谷，故"能食"；若中寒，寒为阴邪，易伤胃中阳气，胃阳受伤则不能腐熟水谷，故"不能食"。

阳明病的来路有二：一为传经之邪，一为本经受邪。一般认为，传经之邪多为化热之后而传于阳明；本经受邪则不然，可受于热，亦可中于寒。本条以饮食情况来辨寒热，主要是针对阳明自身受邪而言。然而，辨证的指导思想应该是："外因是变化的条件，内因是变化的根据，外因通过内因而起作用。"因此，无论是传经还是自受，归根到底是与人体胃气的盛衰有关。

胃为水谷之海，以其阳气充足而能纳食、腐熟。病入阳明，损伤胃气，影响纳谷，故可从能食、不能食来探测胃阳之盛衰、胃腑之冷暖、胃气之强弱，此法既朴素又灵验。在阳明中风者，风为阳邪，主乎动，胃阳为之鼓动，故能进食。

然毕竟由阳邪所致，故能食者，并非平人能食，就临床表现而言，约有数端：其一，病邪不重者，饮食大致如常；其二，病重者，纳食虽不能与平人相比，但较诸寒证，则尚能进食而已；其三，胃中邪火亢盛，鼓舞胃肠，故善饥，此为消渴，属杂病范畴，非外感所致。总之，风热之邪侵犯胃腑，饮食情况大抵如此，概以能食名之。在阳明中寒者，寒为阴邪，主乎静，又因寒踞胃腑，其阳必衰，阳衰不能消谷，故不能食者，名中寒。

阳明病，若中寒者，不能食，小便不利，手足濈然汗出，此欲作固瘕^①，必大便初硬后溏。所以然者，以胃中冷^②，水谷不别^③故也。（191）

【注解】

①欲作固瘕：即将作固瘕而未成，是因胃中虚冷、水谷不消化而结积所形成的一种病患，其特征为大便初硬后溏。

②胃中冷：胃中虚寒。

③水谷不别：大便中有不消化的食物与水液杂下，因水湿不能从小便而去，导致与不消化谷物相混。

【解读】

阳明中寒，胃中必冷，腐熟无权，故不能食。然阳明胃与太阴脾以膜相连，同居于中焦，病变常相互影响。胃寒及脾，脾运失职，水谷不别，清浊不分，则见小便不利，大便溏泄而水谷夹杂。由于胃中冷，寒气凝结，则又可见大便初硬后溏而"欲作固瘕"。"固瘕"为证候名，固则定而不移，瘕寓假象，时聚时散。

此乃欲作而未作之证。欲作者，言其脾胃有寒，谷食不化，寒主凝敛，有将作之势也。未作者，终因水谷混杂，清浊不分，大便初硬后溏，尚可排出故也。

反映其阳虚不能化的特点，与阳明的燥热实证有本质区别。阳明主四肢，四肢为诸阳之本，胃阳虚不能敛摄津液，故手足渗出冷汗而濈濈然。"以胃中冷，水谷不别故也"，是对小便不利、大便初硬后溏等证的病机概括，指出以上诸证，皆因胃脾虚寒、腐熟运化无权所致。

此言胃中虚冷，手足濈然汗出，而阳明腑实亦有手足濈然汗出，何以别之？曰：彼之濈然汗出，根源在阳明燥实，其证虽或不能食，然腹满硬痛，不大便，小便数，甚或潮热谵语、舌苔黄燥、其脉沉实，自是热实之象。此之手足汗出，根源在胃中虚冷，以水谷不别、不能食为主证，且小便不利、大便初硬后溏、苔白脉弱，自是寒冷之征。

阳明病，初欲食，小便反不利，大便自调，其人骨节痛，翕翕如有热状，奄然①发狂，濈然汗出而解者，此水不胜谷气②，与汗共并，脉紧则愈。(192)

【注解】

①奄然：即突然。

②谷气：一般指水谷之精气，此处指人体之正气。

【解读】

阳明病中寒，本不能食。今欲食者，说明寒去而胃阳得复。若阳复太过而从燥化，则小便数多而大便当硬，今小便反不利而大便自调，说明湿热内蕴而未成燥实。湿留关节，筋脉不利，故骨节疼痛；湿热郁蒸，则"翕翕如有热状"。由于胃阳得复，正气充盛，能以驱邪外出，湿热邪气得以外越，其人则可突然狂躁、濈然汗出而愈。"此水不胜谷气"，是作者对本病自愈机制的概括说明。阴不胜阳，有胃气为盾，故其病向愈。

本条承阳明中风之意，伸言水湿郁于肌肉骨节，犹是表浅之证。阳明初病欲食，是为阳明中风，知胃气尚强；大便自调，知腑中尚未结实。就一般而论，若小便自利，则湿有出路，阳明虽受风邪，而无水湿之患。今小便不利，则水湿停留，复因风邪所激，则水湿郁于表分，而流注肌肉关节，故有骨节或肌肉疼痛。水湿停留，外不能发泄，内不能通利，但郁蒸于表，化而为热，故翕翕如有热状，此为水湿郁于肌肉关节所致，脉必不浮，亦无恶寒等证。

因患者胃气尚强，腑中亦无燥结，正气抗邪，正邪激烈交争，心神一时为之扰乱，故奄然发狂，为时暂短，狂躁后，必然汗出邪解，则诸证随之而愈。其汗出者，乃正胜邪却之象，亦水湿得以宣泄之机，故曰"水不胜谷气，与汗共并"。"脉紧则愈"是补述正邪交争时之脉象，为正气振奋、驱邪有力之反映。

关于"脉紧则愈"，历代医家认识不同，有的认为，紧言脉象有力，是邪去正复的标志，故脉紧则愈；也有的认为，寒邪为病，多见紧脉，今胃阳来复，阳能胜阴，故当为"脉紧去则愈"；还有的认为，脉者，血脉也，因阳气得复，血脉紧因而外邪不入，故病愈等。尽管诸家见解有所不同，但就其正胜邪却这一点来讲，则是一致的。

阳明病，欲解时，从申①至戌②上。（193）

【注解】

①申：15～17 时。

②戌：19～21 时。

【解读】

申至戌是指申、酉、戌 3 个时辰，即现在的 15～21 时。这段时间，正是太阳落山前后的 6 个小时。自然界的阳气由午后的隆盛状态，逐渐衰减下来。阳明病本属阳热过亢之实证热证，此时在里之邪热也顺应自然界阳气之衰减而下挫，有利于泄热于外，故为阳明病欲解时。

通常认为：阳明胃属燥金。金气旺盛之时，在于酉时前后。六经之气均有旺时，且与自然界六气相应。"从申至戌上"这段时间，人体正气可借助于自然界旺气而有利于阳明病外泄。古人常从"天人相应"的角度认识人体的生理功能和病理变化，但论述得比较抽象。

张隐庵曾经对此作过解释："日西而阳气衰，阳明之所主也。从申至戌上，乃阳明主气之时，表里之邪欲出，必随旺时而解"，此说有助于加深对本条文的理解和认识。

阳明病，不能食，攻其热必哕①。所以然者，胃中虚冷故也。以其人本虚，攻其热必哕。(194)

【注解】

①哕：呃逆呕吐。

【解读】

阳明病不能食，本为胃中有寒所致。若误认为是胃家实热，用苦寒药攻之，则必使中气更虚，胃寒益甚。

胃寒气逆则发生呃逆呕吐之变，即所谓"攻其热必哕"。"所以然者，胃中虚冷故也。以其人本虚，故攻其热必哕"为自注句，说明产生哕证的原因。这里有两方面的因素：一是胃中虚冷，属于内因；二是外受寒邪或治以寒凉药物，内外合邪，使寒者更寒，胃气上逆，则成哕逆。

阳明病"不能食"：有的属于燥屎阻塞，腑气不通；有的属于胃中虚冷，不能纳谷，情形较为复杂。本条之"不能食"，属于胃中虚冷，从"攻其热必哕"可知，如果不能食因于燥热结实，攻其热必胃气因和而纳食。今攻其热反发哕逆，知胃气本为虚冷，攻之更伤其气，故"不能食"而"哕"。阳明腑实证也有"不能食"，但与本证大有区别，除不能食外，当有腹满硬痛、不大便、潮热、谵语、脉沉实、苔黄燥等，如215条"阳明病，谵语，有潮热，反不能食者，胃中必有燥屎五六枚也"，应予以鉴别。

阳明病，脉迟[①]，食难用饱，饱则微烦，头眩[②]，必小便难，此欲作谷瘅[③]。虽下之，腹满如故，所以然者，脉迟故也。（195）

【注解】

①脉迟：脉搏跳动缓慢。

②头眩：头昏眼花。

③谷瘅：因水谷湿邪郁滞而导致的黄疸。谷瘅根据其性质有湿热与寒湿的区分，此处指后者而言，即寒湿黄疸。瘅通疸。

【解读】

阳明病脉迟，迟主寒，为阳明中寒之象。本证脉迟腹满，系中阳不足，寒湿内阻所致。如因腹满而误下，则中焦更受损伤，而腹满如故。由是言之，寒湿之脉迟，必迟而无力。一般来讲，阳明中寒本不能食，此虽能食，但不能饱食，即所谓"食难用饱"，说明胃气虚寒，腐熟无权。若强求饱食，则虚弱的胃气就会被谷气所抑制，胃气郁遏，水谷不能化生精微物质，而反变生湿邪。寒湿凝滞，影响气机升降，胃气壅遏，则发微烦；清阳不能上荣头目，则头眩；下焦之气不行，水道不通，则小便难。

寒湿郁滞不化，久之则有可能发生黄疸，故谓"此欲作谷疸"。欲作，是将作而未作之意。据《金匮要略》所述，谷疸生于脾胃，因于"风寒相搏……谷气不消，胃中苦浊，浊气下流"所致。发黄有多种原因，但因湿邪蕴郁而发者，常有两种。一是湿热熏蒸，发为阳黄；二是寒湿郁滞，发为阴黄。据上述脉证，此之谷疸当属阴黄。寒湿发黄，应治温中化湿，兼以渗利。若因其微烦、腹满等而误认为是阳黄，妄用苦寒泻下，则不仅不能祛除寒湿病邪，反而还会更伤脾胃阳气，使寒湿郁滞更甚，故曰"虽下之，腹满如故"。

从"腹满如故"可知，前证中有腹满，下后腹满不仅不减，反而更加严重。为什么欲作谷疸的腹满不能用泻下？其原因就在于本证属于脾胃阳虚而兼有寒湿凝郁。"所以然者，脉迟故也"，是通过脉象探测病机，借以申明寒湿发黄不可下的道理。

阳明病，法多汗，反无汗，其身如虫行皮中状者，此以久虚故也。（196）

【解读】

阳明病，一般是指胃肠燥热实证。胃为水谷之海，是津液化生之源。阳明热盛，蒸腾津液外越，必见溅溅然汗出，或大汗出，故汗出被列为阳明病的重要外证之一。三阳为病，均有发热、汗出，但各有各的特点。太阳病见汗出者，为中风表虚证；无汗者，为伤寒表实证。阳明病"法多汗"，是讲阳明热实证的一般规律是多汗，而今无汗，故曰"反"。

阳明病无汗，常见于以下两种情况：一是湿热蕴郁，不能泄越，而致发黄，可见无汗或仅头汗出而身无汗；二是本条所述，因阳明气虚，水谷无以化生津液，则无以作汗。因虚不仅无汗，同时还有"身如虫行皮中状"之感。"皮中"，即皮肉之间。阳明之气主肌肉，阳明气虚，津液不足，无以作汗，热邪不能透发外出，壅遏于肌表，故身痒"如虫行皮中状"。因为中虚并非短期形成，故曰"此以久虚故也"。

《伤寒论》中23条二阳并病，也有身痒证，与此条病机不同。彼证身痒，虽曰二阳并病，而阳明里热不重，因发汗不彻而邪郁肌表，太阳证候未罢，其身痒之机制，重在表郁不宣，故宜小发其汗。此证无太阳之表，而属阳明之里，但以久虚无汗，热不透达而身痒，故不可发汗，而宜清热益气生津。

阳明病无汗，尚有兼太阳之表未罢以及湿热熏蒸发黄者，需作鉴别，不得概以久虚论之。

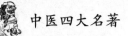

阳明病，反无汗，而小便利，二三日呕而咳，手足厥者，必苦头痛；若不咳，不呕，手足不厥者，头不痛。(197)

【解读】

阳明病法多汗，本于燥热。而反无汗者，则非虚即湿。今小便利，说明三焦水道通利，可知本证非湿郁之患，而属阳明虚寒。阳明虚寒，腐熟无权，则易生水饮。寒饮上犯，使胃气上逆则作呕；使肺气不降则作咳；上蒙清阳则头痛；胃气虚寒，不能充养四末则手足厥冷。然而阳明胃气，毕竟还没有一蹶不振，若阳明气虚不甚，内无寒饮，则不呕、不咳、手足不厥、头也不痛。

三阳病均有头痛，太阳头痛以头项为主，且伴发热、恶寒、脉浮等；阳明头痛，以额颅为主，属寒饮者，其证如本条所述；少阳头痛，多在两侧，且伴口苦、咽干、目眩或往来寒热等症。

阳明病，但头眩，不恶寒，故能食而咳，其人咽必痛。若不咳者，咽不痛。(198)

【解读】

足阳明胃脉之支，从大迎前下人迎，循喉咙。手太阴肺经起于中焦，下络大肠，还循胃口，上隔属肺至喉部。可见肺与胃以经脉相连，关系非常密切。若阳明内有邪热，热邪上迫于肺，肺失清肃则咳，热邪循经上咽喉，则咽喉作痛。

上条阳明有寒，则寒饮上犯清阳而苦头痛；本条阳明有热，易动风阳，上扰清空，故头目眩晕。阳明热盛于内而蒸腾于外，故不恶寒。阳明热盛，能消磨水谷，故能食。

本条实为阳明热证的补充，与上条比较：从病因病机来讲，一为虚寒夹饮上犯，一为实热夹风上扰。从症状表现来看，一为不能食，一为能食；一为手足厥冷，一为不恶寒；一为苦头痛，一为但头眩。两相对比，可加深认识。

阳明病，无汗，小便不利，心中懊者，身必发黄。（199）

【解读】

阳明病无汗，或因于虚寒，或因于湿郁。本条所论乃阳明之热被湿邪所郁遏，湿热纠缠，难解难分，热不得越，湿不得泄，故身无汗；或即使是有汗，也只是头汗出，剂颈而还，余处无汗。湿热蕴郁于里，三焦水道不通，故小便不利。

湿热蕴郁内扰，故心中懊而烦郁特甚，若湿热不解，蕴郁熏蒸，影响胆液的正常排泄，则身必发黄。湿热发黄之因，在于湿热交阻而不能泄越，故这里的"无汗，小便不利"既是证候，又足以说明病因病机。心中懊是湿热蕴郁不能泄越的必见证，故亦常是湿热发黄的前驱证候。

阳明主燥化，燥热亢盛，逼迫津液外出，则多汗；汗多而小便利，其病多易燥化，而不发黄。然其病并非全从燥化，若太明湿盛，则脾失转输之职，以致小便不利，湿邪内停，湿热相合，胶结不解，气机阻滞，其身无汗。小便不利，则湿热无下行之路；无汗则湿热亦无外泄之机。

因而湿热愈重，熏蒸肝胆，以致胆汁外溢，而为身黄、目黄、尿黄之证，即黄疸。此类发黄属于阳黄，常伴有胸脘痞闷、恶心呕吐、发热、无汗、或头汗出、腹满便秘、溲赤而短少、舌红、苔黄腻、脉濡数等。

心中懊是发黄的主证之一，但此症还可见于虚烦、结胸、阳明病等，总由热郁所致。本证应与栀子豉汤证鉴别。彼证为无形邪热上扰所致，虽心烦懊，却不发黄，亦无湿郁之征象。本证由湿热熏蒸而成，其心中懊必伴有目黄、身黄、尿黄等发黄症状，且有明显的湿热征象。由于湿热交结，热欲外发，但又被湿邪壅遏而不得泄越，故其人烦郁特甚而有无可奈何之感。

阳明病，被火，额上微汗出，而小便不利者，必发黄。（200）

【解读】

阳明病发热常为蒸蒸而热，或伴有溅然汗出。但也有发热而不汗出者，此即湿热蕴结之证。若不明此理，而将阳明湿热认作表热，或以火劫发汗，则误之甚也。《伤寒论》中曾言："火气虽微，内攻有力"，因而导致阳明之热更盛。

阳明之热的发展有两种机转：一为热从燥化，即热迫津液外泄，汗出津伤，胃中干燥，大便硬结，形成腑实证；另一种是热与湿合而变为湿热证。今阳明之热虽盛，但被湿邪所郁遏，不能外越而为汗，故周身无汗，仅是额头微汗出，而且小便不利。热不得越，湿不得泄。湿热相蒸，故身必发黄。

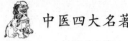

阳明病，脉浮而紧者，必潮热①，发作有时；但浮者，必盗汗②出。（201）

【注解】

①潮热：发热定时而作，犹似潮水如期而至。

②盗汗：寐中出汗，犹如盗贼出没于夜间一般。

【解读】

浮紧之脉，多见于太阳病伤寒表实证。但阳明病有时亦可出现浮紧之脉，此则非风寒所致，而是里热邪实的征象。阳明热盛，充斥表里内外，其脉应之而浮；紧脉主邪气实。潮热亦为阳明腑实燥结之征，发作有时者，谓发热盛于申酉之时，仍是对潮热的具体描述。

若其脉不紧，但浮，是阳明之热虽盛，而腑未结实。不见潮热，亦是热而未实之象。脉浮主表是言其常，主里热则是言其变。盗汗也是热盛于里而逼迫津液外泄使然。寐则阳入于阴，卫表不固，邪热逼迫津液外泄，故睡中汗出。就病机而论，盗汗可分属多种，并非阴虚所独见，临床必须参合全部脉证判断。如属于阴虚盗汗，必有阴伤之象；如属于阳明盗汗，必有燥热之征。

阳明病，口燥，但欲漱水，不欲咽者，此必衄。

（202）

【解读】

阳明病因燥热亢盛，消耗津液，故口渴常为主证之一，尤以白虎汤证为甚，所云"大烦渴不解"、"渴欲饮水数升者"是也。此为热在气分，以气分燥热，汗出又多，则津液耗伤严重，故饮水自救。热入血分，阴液未有不伤者，但因血属阴类，血热蒸腾，营阴尚能敷布，故渴反不甚，但欲漱水不欲咽。因热入血分，血热妄行，灼伤阳络，故为衄血。

阳明病，本自汗出，医更重发汗，病已差①，尚微烦不了了者，此必大便硬故也。以亡津液，胃中干燥，故令大便硬。当问其小便日几行，若本小便日三、四行，今日再行，故知大便不久出。今为小便数少，以津液当还入胃中，故知不久必大便也。（203）

【注解】

①差：临床症状基本解除而尚未完全康复。差通"瘥"。

【解读】

阳明病本有发热、汗自出的外证，医者不明清热之旨，反误以发热、汗出为太阳表病，"更重发汗"，损伤津液。发汗后可能暂时汗出减少，发热亦随之减轻，医生以为"病已差"。其实不然，发热、汗出虽有减轻，但因发汗更伤津液，以致胃中干燥，邪热入里，又出现心烦不了了之证。津伤胃燥则大便必硬，"以亡津液，胃中干燥，故令大便硬"，是对误治伤津化燥的自注之词。

由于二便相关，故此时应当问其小便情况。如果原来小便较多，日三四次，而"今日再行"，即减少为每天两次，则可断定"大便不久出"。其道理是小便由三四次减为两次，说明津液已经还入胃中，而不偏渗于膀胱，则肠胃有津液以濡润，"故知不久必大便也"。对于这种胃燥津伤的大便硬，不宜贸然使用攻下法，可待其津液自复，还入胃肠。津液自和，则大便自下。

本条以小便次数减少推测其津液当还入胃中，故知不久必大便出。后边的233条蜜煎导法谓"小便自利者，此为津液内竭"，推测其大便硬；247条脾约证从"小便数"推测其"大便则硬"；250条小承气汤证也从"小便数"推测其"大便因硬"，均可为反证。此等以小便利或数，说明津液偏渗膀胱，胃肠干燥，大便转硬，与本条前半段"以亡津液，胃中干燥，故令大便硬"相一致。本条后半段继而申述小便减少，即由三四次减为两次，是津液自复，还入胃肠。

阳明病不大便诸证，有燥热结实与津液内竭之不同。前者可以苦寒泻下，而后者则宜候其津液回复，大便自通。若津伤便秘，多日不下，可润下、导下。而本条因其阴阳尚能自我调节，使津液还复于胃肠，故属于不治而愈。

伤寒呕多，虽有阳明证，不可攻之①。（204）

【注解】

①攻之：此处指泻下。

【解读】

"伤寒"二字当系广义，若是狭义，则断无攻下之理。外感热病，呕逆的症状明显，是胃气上逆的反映，病变在于上，即使有阳明病的表现，也不宜贸然使用攻下法，因病位偏于上，有上越之机，如过早使用攻下法，则引邪入里，或损伤中阳，故禁用承气汤攻下。正如成无己所说："呕者，热在上焦，未全入府，故不可下"。

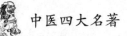

此外，呕为少阳之主证，若阳明病兼有少阳枢机不利时，亦可见呕多。由于少阳病禁下，故虽有阳明证，亦不可攻。总之，无论从病位上讲，还是从病机上讲，凡见呕多者，均不可攻下。否则，必引邪内陷，以致后患无穷。

阳明病，心下硬满者，不可攻之。攻之利遂不止者死，利止者愈。(205)

【解读】

阳明病有可攻之证，必硬满在腹，且疼痛拒按，或绕脐痛而硬，是燥热成实，燥屎阻塞肠道，腑气不通之候。今虽为阳明病，但仅见心下硬满。心下者，胃脘也，其位偏高。且未言疼痛拒按，知非有形之邪所结，尚未构成肠腑燥实阻结，而是无形热气壅滞，故不可攻下。

若误用攻下，平素禀赋薄弱者，必伤阳败胃，泻利不止，病及少阴，肾关不固，肾气衰败，预后不良，故云"利遂不止者死"。如果攻下之后，虽有下利，但能自止，表明脾气未败，尚有自复之机，故曰"利止者愈"。

本证的心下硬满应与结胸证相鉴别。结胸证为水热互结胸膈，是有形之实邪，故心下硬满，疼痛拒按，甚则从心下至少腹硬满而痛，法当泻热逐水。本证为无形邪热壅滞于心下，虽有硬满，但无疼痛，故禁用攻下。

阳明病，面合色赤^①，不可攻之，必发热。色黄者，小便不利也。（206）

【注解】

①面合色赤：满面通红。合：整个、全部。

【解读】

阳明经脉布于颜面。火热之邪，郁于阳明经脉，不得宣泄，而熏蒸于上，则面合色赤。热蒸于上，而肠腑燥结未成，故"不可攻之"。冒然攻下，必虚其脾胃之气，脾虚不运则生湿，而在上在外的火热之邪又易乘虚内陷，入里与湿邪相合，湿热熏蒸，则发热身黄；影响三焦水道之疏通，湿邪不能下泄，则小便不利。

阳明病，不吐不下，心烦者，可与调胃承气汤。（207）

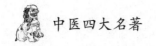
调胃承气汤方

甘草二两（炙）、芒硝半升、大黄四两（清酒洗）。

上三味，切，以水三升，煮二物至一升，去滓，内芒硝，更上微火一二沸，温顿服之，以调胃气。

【解读】

阳明病，未经吐下，则实热留中，燥结为患，故心烦。胃脉通于心，胃中燥实热邪，循经上扰，则神明不安而心烦。本条是接前阳明病不可下证之后，又论述其司下之证，显示阳明病既有禁下之证，又有当下之证。当下之证意味着阳明燥实已成。但当下之证也要分清病位深浅、病势缓急以及燥结程度的轻重。

若病位深，病势急，燥结程度严重者，则可用大承气汤；若病位深，病势缓，燥结程度不甚者，可用小承气汤；若病位浅，病势缓，燥结程度轻者，则用调胃承气汤。张仲景遵循由上到下、由浅入深、由轻到重的病变层次，首先论述调胃承气汤证的辨治。

历代医家对本条"不吐不下"的解释一直有争议。最早注解《伤寒论》的成无己认为，"吐后心烦，谓之内烦；下后心烦，谓之虚烦。今阳明病不吐不下心烦，则是胃有郁热也，与调胃承气汤，以下郁热"。后世多数注家依照成氏见解，把"不吐不下"作为治疗过程来看。但也有一些注家把"不吐不下"看作是患者的临床症状，即病人既不呕吐，又不泻利。

结合临床推敲文意，后者的解释亦是颇有道理的。因心烦常在多种病证中见到，吐而心烦者，属少阳；不吐不下而心烦者，属阳明胃燥，因此"不吐不下"就有鉴别诊断的意义。若将这两种意见结合起来，则更较全面，即未经吐下而见不大便、心烦等证，说明非属栀子豉汤证的虚烦，而属于阳明胃家热实的实烦。又因不见腹痛拒按、日晡所发潮热、濈濈汗出等大肠燥实证，故不用大承气汤，而用调胃承气汤以泻热润燥，调和胃气。冀燥热得解，胃气调和，则心烦自止。

调胃承气汤方义，在前面已有论述。因本方中有甘草与大黄、芒硝同用，泻下之力较缓，以缓下之法而使胃气调和，故名曰"调胃"。承者，顺也，有承继、接续之意。"气"，指肠胃之气。因为承气类泻下之药，可使胃肠之气承之以下，故取名"承气"。调胃承气汤的服法有二，一是"少少温服"，多用于和胃，一是顿服，主要用于燥热内结，如本条。临床应视证情而选用适当的服药方法。

阳明病，脉迟，虽汗出不恶寒者，其身必重，短气，腹满而喘，有潮热者，此外欲解，可攻里也。手足濈然汗出者，此大便已硬也，大承气汤主之。若汗多，微发热恶寒者，外未解也一法与桂枝汤。其热不潮，未可与承气汤；若腹大满不通者，可与小承气汤微和胃气，勿令至大泄下。（208）

大承气汤方

大黄四两（酒洗）、厚朴半斤（炙，去皮）、枳实五枚（炙）、芒硝三合。

上四味，以水一斗，先煮二物，取五升，去滓，内大黄，更煮取二升，去滓，内芒硝，更上微火一两沸，分温再服。得下，余勿服。

小承气汤方

大黄四两、厚朴二两（炙，去皮）、枳实三枚（大者，炙）。

上三味，以水四升，煮取一升二合，去滓，分温二服。初服汤当更衣，不尔者尽饮之。若更衣者，勿服之。

【解读】

从"阳明病"至"大承气主之"为第一层次。阳明热证，其脉多为洪大滑数；阳明腑实证，其脉多为沉实有力。今言阳明病脉迟，并非寒盛于中，实为阳明腑实之燥热与糟粕相搏，结为燥屎，阻塞肠道，腑气壅遏不通，气血流行因而受阻，脉道不利，故必迟而有力，为内实之象。其证虽汗出不恶寒，一则知太阳表证已罢，再则热归阳明已经明显。阳明里实热盛，充斥内外，阳气不得流通，气机为之壅滞，故见身重。肠实胃满，腑气不通，气机不利，邪热上迫，壅塞于肺，故短气腹满而喘。阳明之气，旺于申酉二时，若见有日晡潮热者，说明腑实确已形成，故曰"可攻里也"。

在上述证候的基础上，又见手足濈然汗出，则是大便已硬、燥屎内结的象征。因为手足为胃所主，阳明病，实热聚于胃，不能散发于外，势必迫津液旁走四肢，而见手足汗出连绵不断。阳明病见不大便、腹满疼痛、潮热、手足濈然汗出、脉迟有力，说明痞、满、燥、实诸证已经俱备，故以大承气汤攻下。

从"若汗多"至"未可与承气汤"为第二层次。证候有如上述，但无潮热，而见微发热，知里热未盛。且有恶寒，必是表证未罢。表未罢，不可攻里，故不惟大承气汤当禁用，即凡属下法，亦在禁忌之列。

从"若腹大满不通者"至"勿令致大泄下"为第三层次。是承接第二层次，申言可下之例。如果表证已解，而腹部胀满特甚，大便不通，是阳明腑实，而痞满显著；然无潮热，知内热较轻，燥坚不甚，故舍大承气汤之峻攻，而取小承气汤，微和胃气，勿令至大泄下。

综合上述，本条证候，可攻与否，既辨表证解与未解，又辨腑实成与未成。至如大小承气汤之运用，既辨潮热之有无，复辨燥坚之微甚。证候可以错综复杂，而原则不可更易，临诊之际，须于规矩中求方圆。

大承气汤用厚朴之苦温以行气消满，枳实之苦寒以下气消痞。二药均为气分药，可通达肠胃之气。又用芒硝之咸寒以软坚润燥，大黄之苦寒以泻下热结。硝黄二药在枳实、厚朴的推动下，而有荡涤肠胃、推陈致新的作用。四药相辅相成，配伍得当，用治阳明腑实证重势急者，效果显著。因本方可泻热破结、化燥软坚、顺理腑气、攻下燥屎、力大而峻，故名"大承气汤"。

临床使用本方，应注意其煎药法：当先煮枳实、厚朴，以行气于前，后煎大黄，以泻热结，最后入芒硝，以软坚化燥。从而可达到荡涤肠胃、推陈致新之目的。

使用本方，除应见潮热、汗出，特别是手足溅然汗出这两个典型症状外，还应参以腹诊、舌诊和脉诊。若见腹如合瓦、胀满疼痛拒按、舌苔黄燥、甚至有芒刺、脉沉迟而有力者，才可使用本方泻下。服大承气汤以后，如大便已下，还要再检查腹部的情况，尤其是脐周围的情况。若大便虽下，但量不多，脐周依旧硬满疼痛，乃为燥屎未尽，可再服药；若大便泻下较多，腹部已不痛不硬，为燥屎已尽，则当停药。

小承气汤用大黄泻下阳明热结，厚朴行气消满，枳实理气消痞。厚朴、枳实合用，有协同作用，能更好地发挥行气导滞的功效，以增强大黄的泻下作用。因本方大黄倍厚朴，是以气药为臣，与厚朴倍大黄的气药为君之大承气汤有别，故泻下之力较大承气汤稍弱，而名"小承气汤"。另外本方大黄、厚朴、枳实三药同煎，不分先后次第，则大黄泻下之力变缓。同是大黄一药，因煎煮方法不同，其泻下作用就有强弱缓急之别，临床使用时应当注意。

张仲景在上条论述了调胃承气汤证，随之在本条又列出了小承气汤证、大承气汤证，以资互相鉴别。调胃承气汤治燥热在胃，证以燥热为主，故以甘草缓恋硝、黄于上，以使胃气调和，且有护正之义，而为缓下之法；小承气汤治大便成硬在肠，腑气不顺，证以腹部痞满为主，但未到燥屎内结、肠气闭阻的程度，故只用大黄、厚朴、枳实，而不用芒硝，与大承气汤相较，则为和下之法；大承气汤治燥屎凝结在肠，腑气闭阻，证则痞、满、燥、实俱备，故方中行气、破结、软坚、泻下并用，以荡涤肠中燥屎，为峻下之法。这就是三个承气汤的不同之处，也是临证区别使用的主要依据。

阳明病，潮热，大便微硬者，可与大承气汤；不硬者，不可与之。若不大便六七日，恐有燥屎，欲知之法，少与小承气汤，汤入腹中转矢气①者，此有燥屎也，乃可攻之。若不转矢气者，此但初头硬，后必溏，不可攻之，攻之必胀满不能食也。欲饮水者，与水则哕。其后发热者，必大便复硬而少也，以小承气汤和之。不转矢气者，慎不可攻也。（209）

【注解】

①转矢气：肠中屎气下趋，俗称放屁。

【解读】

从"阳明病"至"不可与之"为第一层次。阳明病发潮热，是腑实燥结已成，必然大便硬结不通，自宜大承气汤攻下。据上条所述，大承气汤证的典型证候是潮热、手足溅然汗出、大便干硬不下、腹满疼痛等。本条未作详述者，当属省文。本条是在"潮热"的基础上，证见"大便微硬"，即腑实已结，燥屎已成，故可用大承气汤治疗。若虽有潮热，但屎不硬，则燥结尚未形成，自然不能使用大承气汤攻下。

从"若不大便"至"乃可攻之"为第二层次。如果病人已有六七日不大便，理应考虑其是否有燥屎阻结，但若患者的腑实燥结症状不突出，其人并未呈现明显潮热、手足溅然汗出、腹满疼痛等大承气汤证的典型证候，则给诊断带来一定困难。

当此疑惑之时，如何判断燥屎是否已经形成？张仲景提供了一个巧妙的测验方法：先给予小承气汤少量试服。若用后大便未下而已转矢气（指放屁）的，表明必有燥屎凝结、肠气闭阻，因少量的小承气汤药力薄弱，尚不足以发挥有效的治疗作用来荡涤其实热燥结，只能使燥屎略有颤动，而矢气先转动下趋。由此可以推测到燥屎已经形成，可放心地使用大承气汤攻之。

从"若不转矢气者"至"与水则哕"为第三层次，是承接上文，进一步阐述燥屎未成之证，即使服用小承气汤以后，也不转矢气者，是因为肠中无燥屎形成，虽有药力推动，但无屎气下趋。追溯其原因：可能是里热不甚，燥结未成；也可能是大便初硬后溏的"固瘕"证，因其硬者在下阻塞，其后之溏便不得出。此类证候，有的属于热而不实，有的属于燥湿不调，有的属于肠胃虚寒。虽然都有可能持续多日不大便，但却不能轻易使用大承气汤攻下。误攻必损伤脾胃，中阳虚馁，不能腐熟运化水谷，则导致胀满不能食；甚或胃气败坏，而致饮水则哕等变证。

从"其后发热者"，至"慎不可攻也"为第四层次，是对前文的补充说明，属于倒装文法。"其后发热者，必大便复硬而少也，以小承气汤和之"，应接于"可与大承气汤"之后，说明一次攻下，燥热尚未尽去，余邪复聚，仍可能再次发热。邪热与糟粕相搏，仍可结为燥屎，故大便复硬而少也。惟其大便硬而少，病情已没有原来那样严重，故无须再用大承气汤峻攻，只宜小承气汤微和胃气即可。至于"不转矢气者，慎不可攻也"一句，应接在"欲饮水者，与水则哕"之后，再次强调试服小承气汤而不转矢气者，是内无里实燥结，非大承气汤适应病证，不可峻攻。"慎"有谆谆告诫之意。

夫实则谵语①，虚则郑声②。郑声者，重语也。直视谵语，喘满者死，下利者亦死。（210）

【注解】

①谵语：语言错乱，语无伦次，声高气粗，多见于热实病证的严重阶段。

②郑声：语言重复，声音低微，多见于虚衰病证的后期阶段。

【解读】

在"夫实则谵语，虚则郑声"一句中："夫"是发语词；"虚"与"实"是对正邪而言，即所谓"邪气盛则实，精气夺则虚"；谵语和郑声都是意识不清状态下的胡言乱语。谵语表现为声高气粗，语无伦次，多见于热实病证的严重阶段，系邪热亢盛、扰于心神所致，其证属实，故曰"实则谵语"。郑声表现为声音低微，语言重复，多见于虚衰病证的后期阶段。

"郑"有郑重、严肃、反复叮咛的意思，其特点是语声低微，频繁重复，类似于郑重其事，如《证治要诀》所说："郑重频繁，语虽谬而谆谆重复不自已。"

因其频繁重复，故又谓之"重语"，多由精气亏虚、心神失养所致，故曰"虚则郑声"。谵语、郑声不仅见于外感病，有时亦可见于内伤杂病。外感病见谵语，多属阳明实热，见郑声多为病及少阴。

直视、谵语、喘满都属于危重病症。谵语为热扰心神所致，病情已经危重。更兼阴液消耗过甚，精气不能上注于目，导致眼球不能随意转动，而发生直视。肺与大肠相表里，胃肠燥热上迫于肺，肺气不利，可见喘而胸满；阴液枯竭，阳无所附，正气将脱于上，也可见喘满，呼吸浅表，出多入少。热势鸱张而阴竭阳脱，故危笃至极，预后不良。若直视、谵语，又复兼下利，则为中气衰败、阴竭阳亡之象，因利更伤阴。一方面燥热亢炎之势不休，一方面阴液告竭，气脱于下，岂有不危笃之理？预后当属极差。故曰："直视谵语，喘满者死，下利者亦死。"